妇科常见病及多发病就医指南

主编 张震宇 刘崇东

科学技术文献出版社
SCIENTIFIC AND TECHNICAL DOCUMENTATION PRESS
·北京·

图书在版编目（CIP）数据

妇科常见病及多发病就医指南/张震宇，刘崇东主编．—北京：科学技术文献出版社，2018.4

ISBN 978 - 7 - 5189 - 4235 - 0

Ⅰ. ①妇… Ⅱ. ①张… ②刘… Ⅲ. ①妇科病—常见病—诊疗—指南 Ⅳ. ①R711 - 62

中国版本图书馆 CIP 数据核字（2018）第 084361 号

妇科常见病及多发病就医指南

策划编辑：张　微　　责任编辑：张　微　　责任校对：张吲哚　　责任出版：张志平

出 版 者	科学技术文献出版社
地　　址	北京市复兴路 15 号　邮编　100038
编 务 部	（010）58882938，58882087（传真）
发 行 部	（010）58882868，58882874（传真）
邮 购 部	（010）58882873
官方网址	www. stdp. com. cn
发 行 者	科学技术文献出版社发行　全国各地新华书店经销
印 刷 者	石家庄文义印刷有限公司
版　　次	2018 年 4 月第 1 版　2018 年 4 月第 1 次印刷
开　　本	710×1000　1/16
字　　数	256 千
印　　张	14. 25
书　　号	ISBN 978 - 7 - 5189 - 4235 - 0
定　　价	58. 00 元

《妇科常见病及多发病就医指南》
编委会

主　编

张震宇　刘崇东

副主编

许洪梅

编　委

（按姓氏笔画排序）

王　宏　王秋石　王素美

彭雪冰　瞿　红

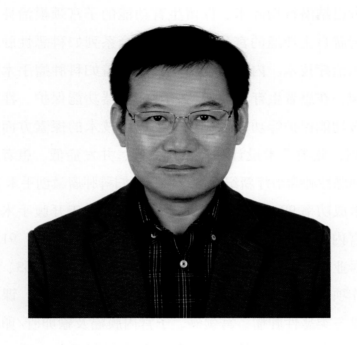

第一主编简介

张震宇，首都医科大学附属北京朝阳医院妇产科主任，博士研究生导师，主任医师。中国医师协会妇产科分会副会长兼总干事、中国医师协会妇产科分会微创专业委员会副主任委员、中华医学会妇产科学会常务委员、中华医学会妇产科分会内镜学组副组长、世界华人医师协会妇产科分会副主任委员、中华医学妇产科杂志副主编、北京医师协会妇产科医师分会副会长、北京医学会妇产科分会副主任委员、北京医学会妇科肿瘤分会副主任委员。于 2001 年首先在国内开展子宫内膜癌腹腔镜下根治术，之后相继开始了卵巢癌分期探查术及二次探查术、宫颈癌广泛性切除手术、外阴癌/阴道癌腹腔镜下全阴道切除、阴道成形术及保留大隐静脉腹股沟淋巴结潜行切除术、保留生育功能的子宫颈根治性切除术与保留膀胱自主神经的宫颈癌根治术等全系列妇科恶性肿瘤内镜微创手术治疗技术。内镜微创手术技术覆盖妇科肿瘤手术治疗的各个领域，在患者生育功能保留、盆底脏器功能保护、性功能保护、下肢功能保护等功能再建性微创手术技术的探索方面走在了国际前列，此类手术设计独特、疗效好、并发症低、患者满意度高，开创恶性肿瘤治疗新纪元。近年完成妇科肿瘤微创手术 2000 余例，手术成功率 99.6%，手术并发症发生率低于开腹手术，宫颈癌、子宫内膜癌、卵巢癌的 5 年存活率分别为 93%、91.8% 和86%，居业界领先水平。科研方面，主持承担了国家 863、科技部国际合作项目以及国家自然科学基金等多项基金项目。课题涵盖妇科常见三类恶性肿瘤，宫颈癌、子宫内膜癌及输卵管/卵巢癌的发病机制、分子分型、筛查、抗肿瘤免疫机制及免疫预防与治疗研究，是妇科肿瘤学专业技术的延伸与扩展，是妇科肿瘤学专业今后发展方向，是妇科肿瘤学转化研究的基础，也是妇科肿瘤的精准诊断与治疗的基础。获批总科研经费 1000 多万元，累计发表SCI 论文 50 余篇，影响因子 100 余分，专利项目 5 项。同时，连续 10 年举办了妇科腔镜手拉手培训班，为各级医疗单位培养、输送了大量的优秀临床手术医生。另外，作为中国医师协会秘书长和美国妇科腹腔镜医师协会联合连续举办了三次国际妇产科新进展研讨会，并多次做大会主题发言，为我国腔镜手术技术的广泛传播和传承做出了突出贡献，也大大推动了我国妇科肿瘤学的基础理论研究和临床手术治疗的发展。

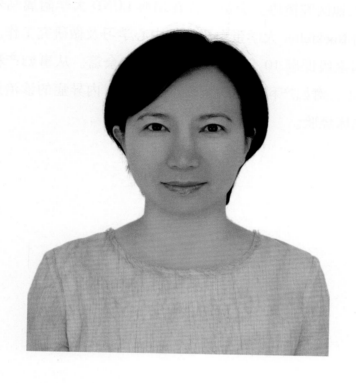

第二主编简介

刘崇东，首都医科大学附属北京朝阳医院妇产科，医学博士，主任医师、教授、硕士生导师。中国医师协会妇产科分会委员，中国医师协会妇产科分会子宫内膜异位症专业委员会委员，中国医师协会妇产科分会微创专业委员会委员、腹腔镜专业组副组长，世界华人医师协会妇产科分会委员，北京医师协会激光分会妇科组副组长，《中国计划生育和妇产科》杂志编委，IJGO 及 JIMG 英文杂志中国版编委，实用妇科内分泌杂志（电子版）编委会委员。中华医学会妇产科分会、中国医师协会妇产科分会、AAGL、FI-

GO、亚太地区腔镜协会会员。曾在瑞典 LUND 大学附属马尔默医院和美国 Rockfeller 大学蛋白质组学中心学习及做研究工作。主持及参加国家级课题 10 余项，发表论文 20 余篇。从事妇产科临床工作 27 年，对妇产科常见病及疑难病尤其对内异症的诊治处理有丰富的临床经验。

序

　　当"看病难"成为全国人民心中的"痛"的时候，当"看病难"成为我国医疗现状的代名词的时候，作为一名医务工作者，深感责任重大，必须给社会一个力所能及的解决方案。剖析我国的医疗状况，全国的妇产科同仁们虽然在加班加点的工作，但是并没有能够满足人民群众的需求，究其原因与目前我国三级诊疗制度不健全及医生资源信息匮乏更不对等有关。简言之，患者不知道更无从找到适合治疗他的疾病的医生，无奈，只好盲目地涌向大医院；医生并不能对就诊患者进行选择，于是大批学有成就的专家也不得不去应付大量可以在二级医疗机构，甚至初级医疗机构诊治的比较单纯的疾病，而无暇顾及疑难杂症，如此造成医生和患者在资源、时间、经济等方面的多重浪费。"术业有专攻"，应该找对的医生治疗他擅长的疾病。为此，我们在全国妇产科学界对杰出的、目前工作在第一线的妇产科"专家"依据个人专业特长进行了梳理，对每一位专家的专业特长进行了较为详尽介绍，相关信息与专家本人、所在医疗机构及中国医师协会妇产科医师分会会员中心进行了核实，以确保信息的准确性和权威性，希望本书的出版可以为妇产科患者寻医问药起到"导航"的作用。依据快捷、节俭的原则，读者在使用本书时，首先要根据疾病寻找到适合治疗此类疾病的医生，再根据地理位置，就近选择专家，选择就诊时间时，注意专家的出诊时间。随着医学技术的发展，本书所介绍的专家及其所擅长的技术难免有挂一漏万之嫌，希望得到您的谅解，更希望您能通过我个人的微信公众号对您的就诊体验和遇到的问题进行反馈，我们一定及时将您的意见转达医生本人或给予您尽可能满意的解决方案，您的反馈对其他患者寻医问药一定具有极为重要的参考意义，您的反馈必将是本书修订再版的重要依据。

2018 年 1 月

前　言

我们生长在一个科学技术日新月异的年代，医疗技术和医疗设备的提升，引领着医疗事业蓬勃发展。但许多大众对医疗知识的了解仍是匮乏的，这就需要我们医疗专业人员发挥所长，把具体的医疗常识传递给大众，以帮助大众防病治疗。妇产科是临床医学中必不可少的组成部分。妇产科学包括：妇科、产科、计划生育及生殖内分泌学等。其中妇科学又包括：女性感染性疾病；盆底功能障碍性疾病；生殖器良性、恶性肿瘤及生殖内分泌疾病学。在此，为了科普妇科常见病及多发病的基本知识，为了保障广大妇女的健康，我们特此参阅了许多国内大家的文献资料，来编写此书。在妇产科学领域中，有着许多优秀的临床医生，本书同时还将在妇产科各领域有着丰富临床经验的医生推荐给大众，以期为大众在妇产科学方面的知识科普及防病治病做出帮助。

本书共分为两篇。上篇为妇科常见病及多发病科普知识，共十章，基本包括了临床妇科常见病及多发病。第一章至第三章概括介绍了生殖系统的炎症，包括阴道炎、宫颈炎、盆腔炎症；第四、第五章内容为妇科常见良性肿瘤，包括子宫肌瘤和盆腔子宫内膜异位症；第六、第七章介绍了盆底障碍性疾病和压力性尿失禁相关科普知识；第八章至第十章为生殖内分泌疾病，主要介绍了异常子宫出血、多囊卵巢及不孕症等。下篇为妇科常见病及多发病专家介绍，针对相应的内容，推荐了许多经验丰富的专家，且详细介绍了每位专家的专业特长及出诊时间等。

本书的主要读者对象为女性大众，可作为科普教材，对妇产科常见病及多发病进行大众普及，期望为妇产科学医疗常识的传播和普及，以及广大妇女防病治病所需献出一份力量。

本书编写过程中，得到了多位同道的支持和关怀，在此表示衷心的感谢。我们始终以严谨的态度编写此书，且参阅了许多国内大家的文献资料，但不可避免书中仍有需改正和纠正之处，敬请读者和各位同道指出，不吝赐教。

编　者

2018 年 1 月

目　录

上篇　妇科常见病及多发病科普知识

下篇　妇科常见病及多发病专家介绍

上　篇

妇科常见病及
多发病科普知识

第一章 阴道炎

第一节 阴道炎的基本知识

1. 什么是阴道炎?

阴道炎是不同疾病引起的多种阴道黏膜及黏膜下结缔组织的炎性疾病的总称。

2. 阴道炎的发病情况如何?

阴道炎是女性生殖道感染最常见的疾病,其发病情况在不同的人群中差别很大,其患病率各家报道不一。一般而言,有性生活者较无性生活者为高,以性工作者中患病率最高。

3. 阴道炎的发病机制如何?

由于解剖学及生物化学特点,正常健康妇女阴道对病原体的侵入有自然防御功能,当阴道的自然防御功能遭到破坏,则病原体易于侵入,导致阴道炎症。正常女性阴道为酸性环境,pH 为 4~4.5,阴道内可分离出 20 余种微生物,其中以细菌为主。常见的细菌有:乳杆菌、棒状杆菌、非溶血性链球菌、肠球菌及表皮葡萄球菌、加德纳菌、大肠埃希菌、消化球菌、支原体及假丝酵母菌等。虽然正常阴道内有多种微生物存在,但是这些微生物之间存在生态平衡,并不会导致阴道炎症。但是,当人体免疫力低下、内分泌激素发生变化,或外来因素如组织损伤、性交,破坏了阴道的生态平衡时,这些常住的菌群会变成致病菌,冲破阴道屏障而引起感染,且易反复发作。

4. 何种年龄易患阴道炎?

每个年龄阶段都可发病。幼女及绝经后妇女由于雌激素缺乏,阴道上皮菲薄,细胞内糖原含量减少,阴道 pH 达 7 左右,故阴道抵抗力低下,比青春期及育龄妇女易受感染。

5. 常见的阴道炎类型有哪些?

常见阴道炎包括滴虫性阴道炎、外阴阴道假丝酵母菌病、细菌性阴道病、需氧菌性阴道炎、萎缩性阴道炎、婴幼儿性阴道炎等。

6. 阴道炎的常见临床特点有哪些?

以白带的性状发生改变以及外阴瘙痒灼痛为主要临床特点,可有性交痛、尿痛、尿急等症状。

第二节　阴道炎的病因及危险因素

引起阴道炎的原因有很多,常见的有以下几种。

1. 阴道炎的常见致病因素有哪些?

细菌、真菌(假丝酵母菌)、滴虫、病毒、支原体、衣原体、原虫等各种致病微生物均可引起阴道黏膜的炎症。最常见的是细菌、真菌和滴虫,它们引起的阴道感染占了阴道炎 90% 以上。

2. 诱发阴道炎的危险因素有哪些?

(1)滥用广谱抗生素:长期使用广谱抗生素可以抑制乳杆菌的生长,打破乳杆菌的占位性保护,给其他微生物繁殖的机会。

(2)频繁性交:性交之后阴道 pH 可以上升至 7.2 并维持 6~8。频繁性交可使阴道 pH 持续处于中性或者碱性环境,有利于病原微生物的生长。而且频繁性交也增加外界病原微生物的感染概率。

（3）频繁阴道冲洗：阴道冲洗也可以使阴道 pH 升高，不利于乳杆菌的生长。

（4）雌激素下降：绝经后妇女体内雌激素下降，阴道上皮变薄，pH 升高，也可使其他致病菌成为优势菌，引起炎症。

（5）内源性传染：比如假丝酵母菌不仅寄生于阴道内，在人的口腔和肠道也存在，这三个部位可以相互传染，一旦条件适宜就可以引起感染。

（6）外源性感染：对于某些阴道炎可以通过性交、公共浴池、浴盆、坐便器、衣物等间接传播。比如滴虫性阴道炎。

（7）身体抵抗力下降：自身防御功能遭到破坏，也给病原微生物以可乘之机。

第三节　阴道炎的临床表现

1. 阴道炎常见的典型症状有哪些？

常见的有：外阴烧灼刺激感、阴道口局部红肿热痛、阴道分泌物增多、脓血性白带、排尿时外阴灼热、瘙痒或疼痛、尿急、尿痛、性交疼痛等。因引起感染的病因不同，不同类型的阴道炎症状有所不同。妇科检查可见外阴皮肤和阴道黏膜充血、红肿、分泌物增多，阴道黏膜及阴道后穹窿触痛等。

2. 滴虫阴道炎的主要临床表现特点是什么？

稀薄的泡沫状白带增多及外阴瘙痒。若有其他细菌混合感染则排出物呈脓性，可有臭味，瘙痒部位主要为阴道口及外阴，间或有灼热、疼痛、性交痛等。若尿道口有感染，可有尿频、尿痛，有时可见血尿。检查时可见阴道黏膜充血，严重者有散在的出血斑点，后穹窿有多量白带，呈灰黄色、黄白色稀薄液体或为黄绿色脓性分泌物，常呈泡沫状。少数患者阴道内有滴虫存在而无炎症反应,称为带虫者,带虫者阴道黏膜可无异常发现。有人认为滴虫单独存在时不能引起炎症,因其消耗阴道上皮细胞内糖原,改变了阴道酸碱度,破坏了防御机制,促进继发性的细菌感染,故常在月经期前后、妊娠期或产后等阴道 pH 改变时,引起炎症发作。

3. 霉菌(假丝酵母菌)性阴道炎的主要临床表现特点是什么?

白带多,外阴及阴道灼热瘙痒,排尿困难,外阴地图样红斑(霉菌性或念珠菌性外阴阴道炎)。典型的白带呈凝乳状或为片块状,阴道黏膜高度红肿,可见白色鹅口疮样斑块附着,易剥离,其下为受损黏膜的糜烂基底,或形成浅溃疡,严重者可遗留淤斑。但白带并不都具有上述典型特征,从水样直至凝乳样白带均可出现,如有的完全是一些稀薄清澈的浆液性渗出液,其中常含有白色片状物。妊娠期霉菌性阴道炎的瘙痒症状尤为严重,甚至坐卧不宁,痛苦异常,也可有尿频、尿痛及性交痛等症状。另外,尚有 10% 左右的妇女及 30% 孕妇虽为真菌携带者,却无任何临床表现。

4. 细菌性阴道病的主要临床表现特点是什么?

细菌性阴道病主要是由阴道加特纳菌引起的一种阴道炎,可通过性关系传播。主要症状是阴道异常分泌物明显增多,呈稀薄均质状或稀糊状,为灰白色、灰黄色或乳黄色,带有特殊的鱼腥臭味。由于碱性前列腺液可造成胺类释放,故表现为性交时或性交后臭味加重。月经期阴道 pH 升高,故经期时或经期后臭味也可加重。患者外阴有不适感,包括不同程度的外阴瘙痒,一般无明显时间性,但在休息状态及心情紧张状态下痒感更加明显。尚有不同程度的外阴灼热感,有的患者出现性交痛。极少数患者出现下腹疼痛、性交困难及排尿异常感。阴道黏膜上皮在发病时无明显充血表现。

5. 非特异性阴道炎的主要临床表现特点是什么?

凡不是白色念珠菌、阴道毛滴虫病或淋病等特异性病原体引致,由物理、化学或者大肠杆菌、葡萄球菌等一般病原菌所引起的阴道炎称非特异性阴道炎。主要症状为：急性期间可有体温稍升高，白细胞增多，全身乏力，下腹部坠胀不适感，阴道分泌物增多，呈脓性、浆液性或血性，阴道有灼痛感。窥器可见阴道黏膜充血，有时有浅表小溃疡，阴道内 pH 偏碱性。

6. 婴幼儿阴道炎的主要临床表现特点是什么？

婴幼儿阴道炎，多发生在 2～9 岁的幼女，是女性婴幼儿的常见病。主要表现为外阴、阴道痒，阴道分泌物增多。外阴、阴蒂尿道口、阴道口黏膜充血、水肿。分泌物增多，甚至有脓性分泌物。大量分泌物刺激引起外阴痛痒，患儿哭闹、烦躁不安，甚至用手搔抓。通过手指及抓伤处，感染进一步扩散。部分可伴有尿急、尿频。急性期后可造成小阴唇粘连，粘连时上方或下方留有小孔，尿由小孔流出。

7. 老年性阴道炎的主要临床表现特点是什么？

老年性阴道炎，又名萎缩性阴道炎，是一种非特异性阴道炎，多见于绝经后老年女性。其典型症状是：阴道分泌物增多，分泌物稀薄，呈淡黄色，严重者呈脓血性白带，有臭味。因分泌物刺激，外阴出现瘙痒、灼热感。阴道黏膜萎缩，可伴有性交痛。有时有小便失禁。感染还可侵犯尿道而出现尿频、尿急、尿痛等泌尿系统的刺激症状。

8. 蛲虫性阴道炎的主要临床表现特点是什么？

蛲虫性阴道炎是由于蛲虫寄生于人体而引起的一种传染病。在人群中通过间接接触和肛门－手－口的直接接触方式而感染。主要表现为肛门周围和外阴剧烈瘙痒、或伴灼痛感，以夜间为甚。阴道流出多量的稀薄的黄脓性分泌物，有臭味。可有轻微的食欲缺乏、腹胀、腹痛及腹泻等。精神不安、失眠、夜惊、夜间磨牙等。

9. 过敏性阴道炎的主要临床表现特点是什么？

过敏性阴道炎是指阴道黏膜出现类似于鼻、眼、肺及皮肤过敏反应的表现。临床主要表现为：阴道分泌物增多，为脓血性白带，并有腐烂组织排出，有臭味。合并有白色念珠菌感染分泌物,像脱脂乳粉制奶酪样。可有瘙痒、外阴烧灼样感,成年妇女可有性交困难。

10. 结核性阴道炎的主要临床表现特点是什么?

结核性阴道炎由结核杆菌感染而引起的阴道炎症性疾病。结核性阴道炎是属于生殖器结核的一种表现形式,多为继发感染,由于本病病程缓慢,表现形式不典型,故易被忽视。原发症状:部分患者外观正常,无明显不适主诉。常主诉阴道不适、疼痛、触痛,阴道有白色或棕黑色分泌物。部分病情较重患者可有食欲缺乏、低热、消瘦等全身症状。继发症状:当同时伴有生殖器其他脏器的结核,如输卵管、子宫结核等时:不孕、下腹坠痛、月经异常、白带为大量脓性或浆液性白带等症状。当继发于肺、腹膜、肠、关节等脏器的结核以及泌尿系统的结核时:可有其他脏器所引起的症状如胸膜痛、腹痛、尿频、血尿、消瘦、低烧、乏力、腹泻便秘交替、干咳、咯血等。

11. 阴道嗜血杆菌性阴道炎的主要临床表现特点是什么?

阴道嗜血杆菌性阴道炎由阴道嗜血杆菌所引起。临床主要症状有:白带异常,增多,有鱼腥或胺的臭味。有时白带呈灰色乳状且稠度很高,很像滴虫性阴道炎症状。轻者仅白带多、臭,外阴潮湿不适。常伴有阴道灼热感、性交痛及外阴瘙痒。

12. 阿米巴性阴道炎的主要临床表现特点是什么?

阿米巴性阴道炎(amebic vaginitis)多由阿米巴病原体随大便排出后直接感染外阴或阴道。个别病例由于结缔组织反应严重,可呈现不规则肿瘤样增生,质硬,溃疡面覆有血性黏液分泌物,易误诊为恶性肿瘤。

13. 月经性阴道炎的主要临床表现特点是什么?

月经性阴道炎常常由于月经期不注意经期卫生,特别是使用不干净的月经用品致使外阴受不洁之物污染引起。主要症状有会阴部有下坠和灼热感,阴道分泌物增多。

14. 蜜月性阴道炎的主要临床表现特点是什么?

　　蜜月性阴道炎常见于新婚妇女。主要由于不注意性器官和性生活卫生引起。主要临床表现为白带增多,阴道内外痒痛,黏膜红肿。

15. 化脓性阴道炎的主要临床表现特点是什么?

　　化脓性阴道炎多见于阴道撕裂或产伤的妇女。临床主要表现为白带增多,呈黄脓样,带有腥味,阴道有灼热和痛感,黏膜红肿。

16. 单纯性阴道炎的主要临床表现特点是什么?

　　在月经来临前 1 周加重,在月经过后有一定缓解。主要表现为皮肤潮红、肿胀,自觉剧烈瘙痒,可伴外阴、阴道烧灼感。大量白色稠厚呈凝乳状或豆腐渣样白带。可有阴道疼痛、刺激感及性交困难等。

17. 软下疳性阴道炎的主要临床表现特点是什么?

　　典型的临床表现是大小阴唇发生一个或数个小红丘疹,很快破溃,扩大成黄豆大或更大的溃疡,基底较软,污秽、脓液多,有明显疼痛,逐渐扩大。

第四节　阴道炎的辅助检查

1. 阴道炎如何行妇科检查?

　　通过常规妇科检查,初步筛选可能性疾病,并取分泌物标本做必要的检查。阴道内诊仅仅限于有性交史的女性。无性交史者和幼儿必要时可经直肠腹部双合诊,触摸阴道内有无异物、子宫大小及盆腔情况。直肠检查还可协助取阴道分泌物。方法是直肠的手指向前挤压阴道后壁,另一手拿已消毒的玻璃管边挤压直肠边抽吸阴道分泌物。

2. 阴道炎的常规分泌物检查查什么?

　　常规分泌物主要检查阴道清洁度,是否有真菌、滴虫、细菌(线索细胞、脓细胞)感染等。主要包括以下几方面。

（1）pH：化验时常用 pH 来表示酸碱度，正常时 pH 为 4.5，患有滴虫性或细菌性阴道炎时白带的 pH 上升，可大于 5～6。

（2）阴道清洁度：其判定标准注释如下：①Ⅰ度：镜下以阴道杆菌为主，并可见大量上皮细胞；②Ⅱ度：有部分阴道杆菌，上皮细胞亦可见，也有部分脓细胞和杂菌；③Ⅲ度：只见少量阴道杆菌和上皮细胞，但有大量脓细胞和其他杂菌；④Ⅳ度：镜下无阴道杆菌，几乎全是脓细胞和大量杂菌。

清洁度Ⅰ～Ⅱ度为正常，Ⅲ～Ⅳ度为异常，大多可能为阴道炎，同时常可发现病原菌、真菌或滴虫等病原体。在卵巢功能不足，雌激素减低时，阴道上皮增生较差，糖原减少，阴道杆菌也少，易感染杂菌，也可使阴道清洁度变差。

（3）真菌与滴虫：白带经过处理后在显微镜下可以根据其形态发现有无滴虫或真菌，如存在滴虫或真菌不论其数量多寡均用"＋"来表示，"＋"这一符号只说明该妇女感染了滴虫或真菌，并不说明其感染的严重程度。

（4）胺试验：患细菌性阴道病的白带可发出鱼腥味，它是由存在于白带中的胺通过氢氧化钾碱化后挥发出来所致。

（5）线索细胞：是指细菌性阴道炎患者有许多杆菌凝聚在阴道上皮细胞边缘，在悬滴涂片中见到阴道上皮细胞边缘呈颗粒状或点画状致使模糊不清者即为线索细胞，它是细菌性阴道病的最敏感最特异的体征，临床医生根据胺试验阳性及有线索细胞即可做出细菌性阴道病的诊断。

3. 为什么要行阴道分泌物细菌检测和培养？

在确诊阴道炎时，要进行该项检查，其目的是为了判断患者是由哪种病原菌感染，为医生提供准确的诊断依据。例如，取阴道分泌物做涂片检查，20 分钟出结果，可检测出细菌性阴道炎的致病菌。如需确定分辨种类，必须进行细菌培养和发酵试验、同化试验，并就其菌落形态特征进行鉴别。

4. 怎样进行支原体或者衣原体检测？

可取宫颈黏液检测，可确诊支原体或者衣原体感染的非淋菌性阴道炎。

如果有性生活,特别是性交疼痛者,小腹坠胀者,有 2 个以上性伴侣者,持续用药不好转或反复发作者,宫颈糜烂者,都需要检查。

5. 患阴道炎时行病原菌药物敏感试验的目的和意义何在?

药物敏感试验检查的目的是为了检测出病原菌对哪种药物敏感,可以针对性用药,提高治疗效果,药物敏感试验结果显示:S – 敏感,M – 中敏,R – 耐药。

6. 阴道炎为什么还要行电子阴道镜检查?

电子阴道镜检查可放大阴道和宫颈的检查,清晰的观察阴道、宫颈等部位的有关病变,以鉴别炎症或肿瘤病变,并准确选择可疑部位做活体检查,早期发现、早期诊断肿瘤。

第五节　阴道炎的急救与治疗

1. 得了滴虫性阴道炎后怎么治疗?

(1)局部用药:亦有疗效,但较口服稍差。甲硝唑 200mg,每晚放入阴道 1 次,共用 7~10 天。应连续用药 3 周期。也可用 0.5% 醋酸溶液冲洗阴道。

(2)全身用药:滴虫性阴道炎,常伴有泌尿生殖系统及肠道内的滴虫感染,单纯局部用药,不易彻底消灭滴虫,应全身用药。甲硝唑 2g,顿服;或 200mg,每天 3 次,共用 7 天。口服吸收好,疗效高,毒性小,应用方便,丈夫或性伴侣需同时治疗。亦可应用替硝唑 2g,顿服,疗效优于甲硝唑,而胃肠道等的不良反应减小。

2. 霉菌性(念珠菌)阴道炎如何治疗?

(1)去除诱因:停用抗生素和雌激素等,积极治疗糖尿病。

(2)局部用药:选择以下一种:咪康唑软胶囊 1200mg,单次用药。咪康唑栓/软胶囊 400mg,每晚 1 次,共 3 天。咪康唑栓 200mg,每晚 1 次,共 7 天。克霉唑栓/片 500mg,单次用药。克霉唑栓 100mg,每晚 1 次,共 7 天。制霉菌素泡腾片 10 万 U,每晚 1 次,共 14 天。制霉菌素片 50 万 U,每晚 1 次,共 14 天。

（3）全身用药:适用于未婚无性生活的女性、外出不方便局部用药者和将月经来潮者。氟康唑 150mg,顿服 1 次。

3. 细菌性阴道病的常用治疗方法有哪些?

（1）局部用药:甲硝唑 200mg,置于阴道内,共用 7 天;2% 克林霉素膏剂 300mg,涂擦阴道,共用 7 天。疗效较口服略差。

（2）全身用药:甲硝唑 400mg,每天 2 次,共用 7 天,有效率可达 98.8%;克林霉素 300mg,每天 2 次,共用 7 天,有效率达 94%。

4. 幼女性外阴阴道炎治疗的要点有哪些?

局部或全身应用对抗生素;保持外阴清洁、干燥,减少摩擦;如有异物,可在使用镇静药或麻醉下取出。

5. 老年性阴道炎的治疗要点包括哪些内容?

（1）局部用药:1% 乳酸液或 0.5% 醋酸液冲洗阴道,每天 1 次,以增加阴道的酸度;局部用甲硝唑 200mg,每天 1 次,共用 7～10 天;也可用 0.5% 醋酸溶液冲洗阴道。阴道内塞呋炔片(呋喃西林加炔雌醇),或用雌激素、氯霉素、鱼肝油涂抹阴道。

（2）全身用药:口服甲硝唑 200mg,每天 3 次,共用 7 天;酌情可用雌激素替代治疗(HRT)。

6. 阴道炎的常用中医治疗方法有哪些?

（1）霉菌性阴道炎:中药多用健脾利湿、清热止痒的方法。口服常用中药:苍术、白术、黄柏、茯苓、苦参、龙胆草、陈皮、车前子、白鲜皮、椿根皮等。另根据具体病情及症状表现再加减变化用药。还可以采用一枝黄花 30g、藿香 30g 煎水弃渣,冲洗阴道或坐浴。

（2）滴虫性阴道炎：中药多用清热利湿、杀虫止痒的方法。口服常用中药：龙胆草、黄柏、萆薢、土茯苓、山栀、地肤子、白鲜皮、白头翁、银花、鹤虱、泽泻、车前子等。另根据具体病情及症状表现再加减变化用药。还可以采用蛇床子、苦参、百部、蜂房煎水弃渣外洗或坐浴。

（3）老年性阴道炎：中药多用健脾补肾、清热止痒的方法。口服常用中药：党参、白术、茯苓、淮山药、生地、熟地、何首乌、山萸肉、丹皮、黄柏、地肤子等。另根据具体病情及症状表现再加减变化用药。还可以采用蛇床子、苦参、黄柏煎水弃渣外洗或坐浴。

第六节　阴道炎的心理治疗

1. 女性心理和阴道炎有关系吗？

阴道炎反复发作，不仅仅会影响到身体健康，也会对生活质量和心理健康带来负面影响。而工作、生活压力增加和情绪紧张也会影响人体免疫系统，使阴道局部免疫力低下，导致妇女患阴道炎。

2. 常用的心理干预方法有哪些？

应在积极消除诱发因素、及时治疗生殖器官各种炎症的基础上，使患者稳定情绪，怡养性情，并根据患者的性格和发病诱因进行心理治疗和心理干预。嘱患者加强锻炼，增强体质，尽量保持开朗心情，调整生活方式，注意性事卫生，提高自身免疫功能，避免阴道炎的反复发作。

第七节　阴道炎的预防

1. 阴道炎的常用预防措施有哪些？

（1）平时要穿宽松、透气的衣裤，避免紧身裤、牛仔裤等衣着。此外，内裤最好是棉质的,不宜过小或太紧,避免穿化纤织品做的内裤。勤换勤洗内裤,并用热水浸泡,阳光下晒干。

(2)月经来潮时宜使用消毒棉垫,要格外注意避免细菌感染。卫浴设备须注意清洁,避免多人共享,以减少感染的概率。

(3)注意卫生,养成便前洗手的习惯,避免通过性交直接传染和其他途径的间接传染。

(4)炎症期间避免性生活。

2. 经常用消毒冲洗剂或抗生素能否预防阴道炎?

经常使用消毒剂冲洗阴道或使用抗生素不仅不能预防阴道炎,反而会诱发或加重阴道炎症。因阴道本身已经有"自净"的作用,可以在一定程度上保护妇女的生殖系统,反之有可能破坏阴道的防御功能、破坏阴道原本平衡的微生态环境。所以,清洗阴部的最好用清水,而不是各式各样的洗液;应尽量减少使用消毒剂或各种清洁剂频繁冲洗阴道,如需使用一些阴部洗液,也应在医生的指导下使用。大量频繁服用抗生素可导致阴道微环境破坏而诱发阴道炎。

3. 能否用中医药预防阴道炎?

一般不需要。对老年性阴道炎者,常服知柏地黄丸,每天 3 次,每次 8 粒,能起到清热滋阴扶正的作用。平时常用一枝黄花 30g、土茯苓 15g 煎水弃渣外洗阴部或坐浴,有一定的预防和治疗作用。

第八节　阴道炎的康复训练及运动锻炼

1. 阴道炎为什么要进行康复训练和运动锻炼?

阴道炎女性要避免长期久坐而盆腔充血加重炎症的发展。要经常参加体育锻炼,把机体抵抗力一直维持在一个较高水平。锻炼和运动也利于阴道内的分泌物排出。

2. 盆底肌肉康复训练以何时为宜?

反复阴道炎、尿路感染患者宜在非急性期行盆底肌肉康复训练,锻炼盆底肌肉,增加盆腔生殖器官的血运,提高局部免疫抵抗力,促进阴道炎症的愈合。

第九节　阴道炎的护理

1. 阴道炎的一般护理方法有哪些?

(1)洗漱用盆和器具要用肥皂与刷子刷洗干净。

(2)平时建议穿着棉质内裤,以利于吸汗。

(3)清洗外阴时,盆内放入清洁的温热水约八分满,勿加肥皂或消毒剂等;用手腕内侧放入水中测温度,以便确定温度不会过烫,以免烫伤外阴。

(4)饮食方面,可多吃维生素 C、酸奶等,以使阴道 pH 倾向酸性。

(5)有分泌物时,最好不要用护垫及内置卫生棉,会使阴道更不透气而加重感染。

2. 阴道炎的对症护理措施有哪些?

(1)急性炎症期间应卧床休息,减少活动时摩擦。

(2)协助医生取白带做分泌物检查,明确致病菌,进行病因治疗。

(3)嘱患者保持外阴部清洁干燥,勤换内裤(穿棉织品内衣)。

(4)教会患者掌握药液配制、阴道灌洗和坐浴方法,协助患者坐浴。嘱患者在治疗期应将所用盆具、浴巾、内裤等及时用开水烫洗、煮沸或用药液浸泡消毒,以避免交叉或重复感染。

(5)指导患者正确用药,介绍阴道塞药的具体方法及注意点,嘱治疗期避免性交。

（6）防治感染,向患者讲解导致泌尿系统感染的诱因及预防措施。如发现有尿频、尿痛、尿急等征象,应及时通知医生。注意监测体温及感染倾向,遵医嘱应用抗生素。

第十节　阴道炎的饮食营养

1. 阴道炎时常见饮食注意事项有哪些?

宜多食新鲜蔬菜和水果,以保持大便通畅;宜多饮水;防止合并尿道感染。这是阴道炎患者很重要的饮食注意事项。

2. 海鲜发物和腥膻之品是否有忌于阴道炎?

阴道炎时应忌海鲜发物和腥膻之品,如鳜鱼、黄鱼、带鱼、黑鱼、虾、蟹等水产品可助长湿热,食后能使外阴瘙痒加重,不利于炎症的消退,故应忌食。

3. 阴道炎时需要忌食辛辣食品吗?

辛辣食品(辣椒、姜、葱、蒜等)多食易生燥热,使内脏热毒蕴结,出现牙龈肿痛、口舌生疮、小便短赤、肛门灼热、前后阴痒痛等症状,从而使阴道炎症状加重,故应少食。

4. 阴道炎时用忌甜腻食物吗?

阴道炎时应忌甘甜油腻食物如猪油、肥猪肉、奶油、牛油、羊油等;高糖食物如巧克力、糖果、甜点心、奶油蛋糕等,这些食物有助湿增热的作用,会增加白带的分泌量,并影响治疗效果。

5. 阴道炎时为什么要忌烟酒?

吸烟能使本病加重,这是由于烟草中的尼古丁可使动脉血与氧的结合力减弱,酒能助长湿热,故应当禁忌。同样,含酒饮食如酒酿、药酒等均不宜饮用。

（许洪梅）

第二章 宫颈炎

第一节 宫颈炎的基本知识

1. 什么是宫颈炎?

宫颈炎包括子宫颈阴道部炎症及子宫颈管黏膜炎症。因子宫颈管阴道部鳞状上皮与阴道鳞状相延续,阴道炎症均可引起子宫颈阴道部炎症。由于子宫颈管黏膜上皮为单层柱状上皮,抗感染能力较差,易发生感染。

2. 宫颈炎的分类有哪些?

宫颈炎是育龄妇女的常见病,有急性和慢性两种。急性宫颈炎常与急性子宫内膜炎或急性阴道炎同时存在,若急性宫颈炎未经及时诊治或病原体持续存在,可导致慢性宫颈炎症。慢性宫颈炎有多种表现,如宫颈糜烂、宫颈肥大、宫颈息肉、宫颈腺体囊肿、宫颈内膜炎等,其中以宫颈糜烂最为多见。

第二节 宫颈炎的病因及危险因素

1. 宫颈炎的主要诱发因素有哪些?

长期慢性机械性刺激是导致宫颈炎的主要诱因。性生活过频或习惯性流产,分娩及人工流产术等可损伤宫颈,导致细菌侵袭而形成炎症,或是由于化脓菌直接感染,或是高浓度的酸性或碱性溶液冲洗阴道,或是阴道内放置或遗留异物感染所致。慢性宫颈炎多于分娩、流产或手术损伤子宫颈后,病原体侵入而引起感染。

2. 流产、刮宫或分娩为什么会诱发宫颈炎?

女性的流产和分娩的过程中,如果存在不当的操作很有可能会造成子宫颈局部损伤,同时就会导致细菌和病毒的入侵,从而造成宫颈炎的出现。另外,就是女性如果在流产和分娩后的护理工作做得不到位的话,会因为这段时间身体免疫能力较弱,从而被细菌和病毒入侵,造成感染。

3. 频繁性交也会得宫颈炎吗?

性生活过度频繁也会刺激或者损伤子宫颈和颈管,这种长时间的刺激可明显增加患宫颈炎的概率。

4. 哪些物理刺激可诱发宫颈炎?

除了频繁和不洁性交外,一些女性过度清洁,长期使用一些过酸或者过碱的药物清洗下体,而这些过酸和过碱的药液都是具有一定的腐蚀性的,长此以往也会造成女性宫颈炎症病变。另外,阴道异物置入感染引起宫颈炎。

5. 其他部位疾病是否会引致宫颈炎?

其他部位的病变也会诱致宫颈炎,这种情况一般是由于其他的一些疾病因素导致的,比较常见的如霉菌性阴道炎等。这些疾病如果没有及时地加以处理的话,很容易就会导致急性宫颈炎的出现。

第三节　宫颈炎的临床表现

1. 宫颈炎一定会有症状吗?

不一定,有些患者可无症状。

2. 宫颈炎的常见症状有哪些？

（1）白带增多：是宫颈炎的主要症状，通常为黏稠的白色黏液或黄色脓性黏液。有时分泌物中可带有血丝或少量血液，也可有接触性出血。白带还常带有异味、腥味。有时为慢性宫颈炎的唯一症状。

（2）疼痛：下腹或腰骶部经常出现疼痛，也可由性交痛。有时疼痛可出现上腹部、大腿部及髋关节，每于月经期，排便或性生活时加重，尤其当炎症向后沿子宫骶韧带扩展或沿阔韧带骶部蔓延，形成慢性子宫旁结缔组织炎，子宫颈主韧带增粗时疼痛更甚。每触及子宫颈时，立即引起髂窝、腰骶部疼，有的患者甚至可引起恶心，影响正常生活。

（3）外阴瘙痒：因炎性分泌物的刺激，外阴皮肤常有红肿、瘙痒，甚至破溃。患者常因外阴瘙痒难耐，而坐立不安。

（4）膀胱及肠道症状：慢性宫颈炎可通过淋巴管播散或直接蔓延波及膀胱三角区或膀胱周围的结缔组织，因而膀胱一有尿液即有便意，出现尿频或排尿困难症状，但尿液清澈，尿常规检查正常。

（5）其他症状：如月经不调、痛经、盆腔沉重感、不孕等；或有异常出血如经间期出血、性交后出血等。常伴有腰酸及下腹部不适，严重者可导致不孕和流产。

3. 宫颈炎时妇科检查有哪些发现？

妇科检查见急性宫颈炎时宫颈充血，水肿，有触痛；慢性宫颈炎时见宫颈外口流脓性分泌物，宫颈口充血发红，颈管黏膜增生外突形成不同程度的糜烂；宫颈组织反复充血、水肿，腺体及间质增生导致宫颈不同程度肥大。当腺体堵塞可形成一种突出于宫颈表面的青白色小囊泡，即纳博特囊肿，简称纳囊。由慢性炎症长期刺激使宫颈管局部黏膜增生并向宫颈外口突出而形成宫颈息肉。如感染沿宫颈淋巴管向周围扩散，则可引起宫颈上皮脱落，甚至形成溃疡。

第四节 宫颈炎的辅助检查

1. 急性宫颈炎需要做哪些辅助检查？

（1）在子宫颈管或子宫颈管棉拭子标本上，肉眼见到脓性或黏液脓性分泌物。

（2）显微镜检查子宫颈（管）或阴道分泌物白细胞计数增多，可做出急性宫颈炎症的初步诊断，但需排除引起白细胞数增多的阴道炎症，并需进一步做衣原体及淋病奈瑟菌的检测。

（3）病原体检测可行淋病奈瑟菌、衣原体及支原体的检测，以及有无细菌性阴道病及滴虫性阴道炎。方法有：宫颈分泌物涂片做革兰染色在多个多形核白细胞内找到典型肾形革兰阴性双球菌（淋球菌），阳性率为40%～60%；分泌物培养确诊淋病奈氏菌和沙眼衣原体、支原体；聚合酶链反应（PCR）技术扩增淋病奈氏菌及衣原体、支原体特异性 DNA，敏感性高、特异性强；酶联免疫吸附试验（ELISA）直接检测淋病奈氏菌、沙眼衣原体；另外，核酸 DNA 杂交技术也可应用。

2. 区别慢性宫颈炎和子宫颈肿瘤的常用辅助检查有哪些？

根据临床表现可初步做出慢性宫颈炎的诊断，但应注意将妇科检查所发现的阳性体征与宫颈 CIN（子宫颈上皮内瘤变）或早期宫颈癌进行鉴别。常用方法为：碘试验和醋酸白反应，变白是蛋白质凝固的结果，由于 HPV 感染细胞产生的角蛋白与正常的未感染上皮细胞产生的角蛋白不同，前者可被醋酸脱色变白而后者则不变白；宫颈刮片或 TCT 细胞学检查；阴道镜检查，能发现肉眼看不见的病变，在阴道镜检查中取可疑部位活检，能显著提高活检的准确率。

第五节 宫颈炎的急救与治疗

1. 宫颈炎的治疗原则是什么?

不同病变采用不同的治疗方法。有明显感染表现者,需予以抗生素等抗病原微生物药物治疗;对表现为糜烂样改变者,若为无症状的生理学柱状上皮异位无须处理;对糜烂样改变伴有分泌物增多、乳头状增生或接触性出血,可给予局部物理治疗,包括激光、冷冻、微波等方法,也可给予中药治疗或其作为物理治疗前后的辅助治疗。

2. 急性宫颈炎的常用治疗方法有哪些?

急性宫颈炎的治疗主要为抗生素治疗。

(1)经验性抗生素治疗:对有以下性传播疾病高危因素的患者(如年龄小于 25 岁,多性伴或新性伴,并且为无保护性性交),在未获得病原体检测结果前,采用针对衣原体的经验性抗生素治疗。

(2)针对病原体的抗生素治疗:对于获得病原体者,选择针对病原体的抗生素。由于淋病奈瑟菌感染常伴有衣原体感染,因此,若为淋菌性宫颈炎,治疗时除选用抗淋病奈瑟菌的大环内酯类、头孢类药物外,同时应用抗衣原体感染药物。

(3)性伴侣的治疗:若宫颈炎患者的病原体为沙眼衣原体及淋病奈瑟菌,应对其性伴进行相应的检查及治疗。

3. 慢性宫颈炎治疗时要注意什么?

(1)慢性宫颈炎治疗前必须经筛查排除子宫颈上皮内瘤变和宫颈癌。

(2)对持续性子宫颈管黏膜炎症,需了解有无沙眼衣原体及淋病奈瑟菌的再次感染、性伴是否已进行治疗、阴道微生物群失调是否持续存在。针对病因给予治疗。

（3）对病原体不清者,尚无有效治疗方法,可试用物理治疗。

（4）宫颈息肉:行息肉摘除术,术后将切除息肉送病理组织学检查。

（5）宫颈肥大和那博特囊肿:一般无须治疗。

4. 慢性宫颈炎的自我疗法是什么?

方法是把手掌搓热,然后用手掌向下推摩小腹部数次,再用手掌按摩大腿内侧数次,痛点部位多施手法,以有热感为度。最后用手掌揉腰骶部数次后,改用搓法 2~3 分钟,使热感传至小腹部。

5. 宫颈炎如何中医辨证治疗?

（1）脾虚:带下色白或淡黄,质黏稠,无臭味,连绵不断。方药:完带汤。

（2）肾虚:带下清冷如鸡蛋清,终日淋漓不净,有时骤下如行经。方药:内补丸。

第六节 宫颈炎的心理治疗

1. 宫颈炎对患者心理的影响有哪些?

宫颈炎尤其是经久不愈的宫颈炎可对患者产生情绪和心理上的负面影响,尤其对宫颈炎与生育和肿瘤等疾病关系的认识错位更能诱致严重的心理疾患,如情绪低落、抑郁、烦躁、焦虑、恐惧等,严重者可影响性生活质量甚至导致性冷淡,或因影响生育而致更严重的心理疾患。

2. 如何对宫颈炎患者进行心理治疗?

对宫颈炎尤其慢性宫颈炎患者进行心理护理和健康教育是十分必要的,可有效地改善患者的生活质量,提高其对治疗及护理的满意度和依从性。要进行心理疏导和健康教育,告知患者宫颈炎的可治愈性、使患者在生活中保持好的心态对待自己的疾病。指导患者正规治疗和护理、并加强体育锻炼,通过适度锻炼和适当的工作劳动,既增强了体质,也避免了精神高度集中于宫颈炎病变。另外,要加强对宫颈炎和 CIN 及宫颈癌关系的宣教,使患者正确认识宫颈炎,消除对宫颈病变和宫颈癌的恐惧。

第七节 宫颈炎的预防

1. 宫颈炎的一般预防措施有哪些?

应注意保持个人卫生清洁,保持外阴清洁。尤其注意月经期间和性生活期间的卫生,经期的卫生用品要注意选择,不要游泳盆浴,更不提倡使用清洗液清洗私处,导致阴道菌群失调。避免公共场所交叉感染,包括公共浴池、游泳池、旅店及公厕等。一旦出现白带增多、腰骶痛、下腹痛等症状,应及时去就诊。已婚女性朋友最好能定期做妇科检查,以便做到早诊断、早治疗。

2. 如何避免医疗操作诱发宫颈炎?

尽量减少人工流产及其他妇科手术对宫颈的损伤;经期暂停宫颈上药和减少宫颈创伤性操作,手术治疗期间要禁房事。

3. 宫颈炎如何饮食预防?

注意营养饮食合理搭配,防止病从口入。多吃一些富含维生素的食物,优质高蛋白食物,避免进食辛辣、刺激、油炸的食物,饮食要清淡。做到合理搭配,不偏食、不挑食。

第八节 宫颈炎的康复训练及运动锻炼

1. 体育锻炼对宫颈炎有预防作用吗?

体育锻炼对预防宫颈炎有很好的作用。加强锻炼,增强体质,提高抵抗疾病的能力,养成热爱运动的良好习惯,有助于防止宫颈炎的发生和避免宫颈炎复发。

2. 宫颈炎患者如何进行康复训练和运动锻炼？

　　宫颈炎患者要注意增强体质，平时可以适度体育锻炼，做一些有益身体健康的运动，提高个人抵抗疾病的能力。锻炼和运动有利于生殖道内的分泌物排出，但要避免剧烈运动而打击机体免疫能力。一些身心体能和盆腔康复训练项目可以改善盆腔血运、提高局部免疫抵抗力，有利于疾病恢复，局部热浴、理疗也可促进疾病愈合。

第九节　宫颈炎的护理

1. 宫颈炎的日常护理措施有哪些？

　　(1)注意日常保持外阴清洁，注意流产后及产褥期的卫生，预防感染。

　　(2)在正常的情况下，女性的阴道会自己保持酸碱值的平衡，尽量不要以清洁剂或是消毒药水清洁阴道，甚至过度刷洗，所以平时只要以温水冲洗即可。

　　(3)尽量穿棉质通风的内外裤，保持干爽，平时如果分泌物不多尽量不要用卫生护垫，如果使用就一定要勤更换，以免滋生细菌。月经周期过短、月经期持续较长者，应予积极治疗。

　　(4)注意性生活卫生，适度控制性生活频率，避免经期性生活。

2. 宫颈炎患者如何医疗护理？

　　(1)加强定期妇科检查，以便及时发现宫颈炎症，及时治疗。

　　(2)避免分娩时器械损伤宫颈，产后发现宫颈裂伤应及时缝合。

　　(3)做好计划生育，避免计划外妊娠，少做或不做人工流产。降低人工流产、引产的发生率，以减少人为的创伤和细菌感染的机会。

（许洪梅）

第三章　盆腔炎

第一节　盆腔炎的基本知识

1. 什么是盆腔炎？

盆腔炎是指女性盆腔生殖器官及其周围的结缔组织，盆腔腹膜发生炎症。包括病变分为子宫内膜炎、输卵管炎、输卵管卵巢炎、盆腔腹膜炎和盆腔结缔组织炎，可一处或几处同时发病。由于输卵管、卵巢统称附件，且输卵管发炎时常波及近邻的卵巢。因此，又有附件炎之称。

2. 盆腔炎好发于什么年龄？

盆腔炎多发生在性活跃期，是妇女常见病之一。

3. 盆腔炎是如何分类的？

盆腔炎按其发病过程和临床表现等情况，可分为急性盆腔炎和慢性盆腔炎两种。

第二节　盆腔炎的病因及危险因素

1. 盆腔炎的常见病原菌有哪些？

（1）淋球菌：约有 1/3 的盆腔炎患者输卵管或子宫直肠窝分泌物中可以培养出淋球菌，淋球菌通过性交传播，10% ~ 17% 的患者发展为淋菌性盆腔炎。

（2）沙眼衣原体：是盆腔炎的第一病因。20%患者体内可培养出沙眼衣原体，沙眼衣原体同时合并淋球菌混合感染占25%～40%。

（3）解脲支原体：产后不明原因的发热患者43%可检出解脲支原体。

（4）内源性需氧菌：下生殖道菌群中的细菌是盆腔炎的第二大类致病菌。包括：①链球菌：感染最常见的病原体为β-溶血性链球菌，大多数来自直肠，也可通过性交传播，患者常无自觉症状；②葡萄球菌：常为伤口感染或乳腺感染的病原菌；③大肠杆菌：15%～30%的患者系大肠杆菌感染，大肠杆菌是产后子宫内膜炎的重要病原体。

（5）内源性厌氧菌：厌氧菌在盆腔炎致病菌中的比例越来越重要，已经成为重要致病菌。包括：①消化球菌和消化链球菌：易生长在坏死的蜕膜或胎盘残留物中，引起产褥感染；②脆弱类杆菌：大量存在于正常肠道中，感染常迁延不愈，分泌物中有异味。

（6）产气荚膜胶状芽孢杆菌：是创伤感染及气性坏疽的主要病原菌，感染时病情严重，易向盆腔外播散，产生低血压、肾衰竭、溶血等。

2. 盆腔炎的感染途径有哪些？

盆腔炎是病原体通过生殖道的血管、淋巴管或直接蔓延，引起女性内生殖器炎症，甚至积脓。

3. 诱发急性盆腔炎的危险因素有哪些？

（1）性生活卫生不良：不洁的性生活是导致盆腔炎性疾病的主要诱因之一。性交可将含有细菌的液体带入宫腔，性交时子宫的收缩有助于细菌的上行性感染。

（2）产后或流产后感染：分娩后产妇体质虚弱，宫颈口因有恶露流出而未及时关闭，宫腔内有胎盘的剥离面，或分娩造成产道损伤，或有胎盘、胎膜残留等，或产后过早有性生活，病原体侵入宫腔内，容易引起感染；自然流产、药物流产过程中阴道流血时间过长，或有组织物残留于宫腔内，或人工流产手术无菌操作不严格等均可以发生流产后感染。

（3）手术创伤及污染：宫颈电烙或锥切时感染，放置或取出宫内节育环、刮宫术、输卵管通液术、子宫输卵管造影术、宫腔镜检查、黏膜下子宫肌瘤摘除术等并发感染，手术时肠道损伤处理不当等情况；分娩中宫内手术操作、宫腔内人工授精等均可引起宫腔手术感染。在我国由于个人卫生及医疗条件的限制，对手术的无菌操作不够重视，引起盆腔炎发病率较高。另外，由于术前有性生活或手术消毒不严格或术前适应证选择不当，手术后急性感染发作并扩散；也有的患者手术后不注意个人卫生，或术后不遵守医嘱，同样可使细菌上行感染，引起盆腔炎。

（4）经期卫生不良：若不注意经期卫生，使用不洁的卫生巾和护垫，经期盆浴、经期性交等均可使病原体侵入而引起炎症。

（5）邻近器官的炎症直接蔓延：最常见的是阑尾炎、腹膜炎时，由于它们与女性内生殖器官毗邻，炎症可以通过直接蔓延，引起盆腔炎症；患阴道炎和慢性宫颈炎时，炎症也可通过淋巴循环，继发上行性感染引起盆腔结缔组织炎。

（6）性生活年龄小，有多个性伴侣，不注意性生活卫生，性伴侣有性病。

（7）子宫出血感染：子宫出血时间长，抵抗力差时易发生感染。

（8）结核菌、阿米巴等特异性感染。

4. 慢性盆腔炎病因和诱发因素有哪些？

慢性盆腔炎常为急性盆腔炎未能彻底治疗或患者体质差病情迁延所致，或无急性炎症过程直接发生慢性炎症。真正的慢性盆腔炎除了结核性盆腔炎与盆腔放线菌外，其他病原菌引起的盆腔慢性炎症在病变组织中很少能培养出病原菌，也无真正意义上的炎症，而是急性炎症的后遗症。慢性盆腔炎的急性发作，盆腔炎所致防御能力下降，容易造成再次感染，导致急性发作。

第三节　盆腔炎的临床表现

1. 急性盆腔炎的临床表现有哪些?

急性盆腔炎有急性感染病史,起病急,病情重,可出现下腹疼痛,肌肉紧张,有压痛及反跳痛,伴有心率快,发热,阴道有大量脓性分泌物。病情严重时可有高热,头痛,寒战,食欲缺乏,大量的黄色白带有味,小腹胀痛、压痛,腰部酸痛等;有急性腹膜炎时出现恶心、腹胀、呕吐、腹泻等;有脓肿形成时,可有下腹包块及局部压迫刺激症状,包块位于前方可有排尿困难、尿频、尿痛等,包块位于后方可致腹泻。

2. 慢性盆腔炎的临床表现有哪些?

慢性盆腔炎全身症状多不明显,有时低热,易感疲劳,部分患者由于病程长而出现神经衰弱症状,如失眠、精神不振、周身不适等。慢性炎症形成的瘢痕粘连以及盆腔充血,可引起下腹部坠胀、疼痛及腰骶部酸痛,有时还可能伴有肛门坠胀不适,常在劳累、性交后及月经前后加剧。由于慢性炎症而导致盆腔淤血,患者可有白带增多、月经过多、痛经等症状;卵巢功能损害时会出现月经失调。输卵管粘连阻塞时会导致不孕症。当患者抵抗力差时,易有急性或亚急性发作。

3. 急性盆腔炎患者体格检查特点是什么?

急性盆腔炎检查时发现患者呈急性病容,体温高,心率快,下腹部有肌紧张,压痛及反跳痛。盆腔检查:阴道有大量的脓性分泌物,穹窿有明显触痛,子宫及双附件有压痛、反跳痛,或一侧附件增厚。

4. 慢性盆腔炎患者体格检查特点是什么?

慢性盆腔炎妇科检查时子宫常呈后位,活动受限或粘连固定,若为输卵管炎,则在子宫一侧或两侧触到增粗的输卵管,呈索条状,并有轻度压痛;若为输卵管积水或输卵管卵巢囊肿,则在盆腔一侧或两侧摸到囊性肿物,活动多受限;若为盆腔结缔组织炎时,子宫一侧或两侧有片状增厚,压痛,宫骶韧带增粗,变硬,有压痛。

5. 如何进行盆腔炎的鉴别诊断?

急慢性盆腔炎根据病史、症状和体征可以做出诊断,但是一定要做好鉴别诊断。急性盆腔炎的主要鉴别诊断有:急性阑尾炎、异位妊娠、卵巢囊肿蒂扭转等;慢性盆腔炎的主要鉴别诊断有:子宫内膜异位症和卵巢癌。

第四节　盆腔炎的辅助检查

1. 如何行盆腔炎的分泌物直接涂片?

取阴道、宫颈管分泌物,或尿道分泌物,或腹腔液(经后穹窿、腹壁,或经腹腔镜获得),做直接薄层涂片,干燥后以亚甲蓝或革兰染色。凡在多形核白细胞内见到革兰阴性双球菌者,则为淋病感染。因为宫颈管淋菌检出率只有67%,所以涂片阴性并不能除外淋病存在,而阳性涂片是特异的。沙眼衣原体的镜检可采用荧光素单克隆抗体染料,凡在荧光显微镜下观察到一片星状闪烁的荧光点即为阳性。

2. 如何行盆腔炎的病原体培养?

取阴道、宫颈管分泌物,或尿道分泌物,或腹腔液,立即或在 30 秒内将其接种于 Thayer - Martin 培养基上,置 35℃ 温箱培养 48 小时,进行细菌鉴定。新的相对快速的衣原体酶测定代替了传统的衣原体的检测方法,也可用哺乳动物细胞培养进行对沙眼衣原体抗原检测,此法系酶联免疫测定。细菌学培养还可以得到其他需氧和厌氧菌株,并作为选择抗生素的依据。

3. 为什么要行患者后穹窿穿刺进行盆腔炎诊断?

后穹窿穿刺是妇科急腹症最常用且有价值的诊断方法之一,在急性盆腔炎的诊断中有很重要的价值。通过穿刺,所得到的腹腔内容或子宫直肠窝内容,如正常腹腔液、血液(新鲜、陈旧、凝血丝等)、脓性分泌物或脓汁,都可使诊断进一步明确,穿刺物的镜检和培养更属必要。

4. 超声波检查在盆腔炎的诊断中作用如何?

超声波检查对于识别来自输卵管、卵巢及肠管粘连一起形成的包块或脓肿有85%的准确性。但轻度或中等度的盆腔炎很难在B型超声影像中显示出特征。

5. 腹腔镜检查对盆腔炎有意义吗?

若非弥散性腹膜炎,患者一般情况尚好,腹腔镜检可以在盆腔炎或可疑盆腔炎以及其他急腹症患者施行,腹腔镜检不但可以明确诊断和鉴别诊断,还可以对盆腔炎的病变程度进行初步判定。

6. 盆腔炎患者为什么还要行男性伴侣的检查?

男性伴侣检查有助于女性盆腔炎的诊断。可取其男性伴之尿道分泌物做直接涂片染色或培养淋病双球菌,如果发现阳性,则是有力的佐证,特别在无症状或症状轻者。或者可以发现有较多的白细胞。

第五节 盆腔炎的急救与治疗

1. 盆腔炎患者如何进行抗生素治疗?

抗生素为急性盆腔炎的主要治疗措施,包括静脉输液、肌内注射或口服等多种给药途径。应使用广谱抗生素并联合抗厌氧菌药物,要注意疗程足够。并且可以联合中药治疗,以期取得更好的疗效。

2. 盆腔炎为什么还要手术治疗？

有肿块如输卵管积水或输卵管卵巢囊肿可行手术治疗；存在小的感染灶，反复引起炎症发作者亦宜手术治疗。手术以彻底治愈为原则，避免遗留病灶再有复发的机会，行附件切除术或输卵管切除术。对年轻妇女应尽量保留卵巢功能。慢性盆腔炎单一手术疗法效果较差，采用综合治疗为宜。

3. 盆腔炎常用的物理疗法有哪些？

温热的良性刺激可促进盆腔局部血液循环。改善组织的营养状态，提高新陈代谢，以利炎症的吸收和消退。常用的有短波、超短波、离子透入（可加入各种药物如青霉素、链霉素等）、蜡疗等。中医上也有中药保留灌肠治疗的方法。

4. 中药灌肠治疗对盆腔炎有效吗？

慢性盆腔炎、腹部包块患者采用中药保留灌肠治疗，效果甚好，它具有活血化瘀，软坚散结，清热解毒或暖宫散寒之功效。

5. 盆腔炎常用的局部治疗有哪些？

盆腔炎可使用局部治疗方法，如各种阴道和直肠栓剂。

第六节　盆腔炎的心理治疗

1. 为什么要对盆腔炎患者进行心理治疗？

患者对治疗的态度是影响治疗效果的最大心理因素，很多患者在治疗的过程中总是会担心自己的病情是否会复发，或者是否会引起别的疾病而加重了心理负担。所以激发患者对治疗的信心是心理治疗的关键。

2. 盆腔炎对患者心理的影响如何？

盆腔炎的发生与个人因素、环境因素、家庭因素等有关。若没有良好的心态，不能正视盆腔炎，就会出现自卑、焦虑、失落和缺乏信心，同时冗长治疗过程,往往使她们处于极度的紧张状态,甚至会出现乱投医,效果不理想,人财两空,结果造成家庭、夫妻间感情不和,而这些因素反过来影响患者内分泌功能,一旦内分泌紊乱会影响身体健康,正常的生活、工作也会受影响,故不做好心理护理,消除心理障碍,则会导致恶性循环。

3. 盆腔炎心理治疗的基本原则是什么?

心理治疗的基本原则是解除患者思想顾虑,增强治疗的信心,增加营养,锻炼身体,注意劳逸结合,提高机体抵抗力。

4. 盆腔炎心理治疗的具体措施有哪些?

(1)首先要加强健康宣教,使患者了解长期坐位导致盆腔充血,是盆腔炎的重要诱因。

(2)要解除一些患者对盆腔疼痛的过分关注,让患者保持心理愉悦、加强户外活动、增强体育锻炼、改善机体免疫力。

(3)告诉她们急性期间要严格按照医嘱要求进行治疗,而慢性期间复发作的主要原因是由于治疗不彻底不及时,症状稍有好转即擅自停药,不久症状又出现,就再用药治疗一段时间,症状一消失又停止用药,如此反复使病原体产生耐药性,影响药物疗效,导致炎症反复发作,久治不愈。

(4)慢性盆腔炎、慢性附件炎在很大程度上也属于一种身心疾病,单纯采用抗生素类药物作用是不大的,它需要长时间的支持疗法,就是增加营养、补充体质和增加机体免疫力,最主要的就是锻炼身体,一方面可以改善机体免疫力;另一方面也可使身心愉悦。

第七节　盆腔炎的预防

1. 盆腔炎的一般预防措施有哪些?

(1)避免各种感染途径,保持会阴部清洁、干燥,每晚用清水清洗外阴,做到专人专盆,一般不必洗阴道内,也不必用热水、肥皂等清洗外阴。

(2)盆腔炎时白带量多,质黏稠,所以要勤换内裤及卫生巾,穿宽松、纯棉质内裤,不穿紧身、化纤质地内裤。

(3)床上用品应单独清洗晾晒,避免将致病菌传染他人。

(4)注意保暖,避免受风寒,受凉能降低机体抵抗力,诱发盆腔炎的发生和复发。

(5)加强营养,多吃高蛋白饮食,不吃生冷刺激性食物。

(6)节制房事,以避免症状加重,尤其月经期间禁止性交。

(7)要劳逸结合,不宜过度劳累。充分休息,因长期过度劳累就容易形成盆腔充血,抵抗力下降,诱发盆腔炎。

2. 盆腔炎的医疗预防注意事项有哪些?

(1)尽量避免不必要的妇科检查,以免扩大感染,引起炎症扩散。做妇科检查应到正规医院就诊。

(2)做好避孕工作,尽量减少人工流产术的创伤。

(3)手术中要严格无菌操作,避免致病菌侵入。

(4)人流术后及上环、取环等妇科手术后阴道有流血,一定要禁止性生活,禁止游泳、盆浴、洗桑拿浴,要勤换卫生巾。因此时机体抵抗力下降,致病菌易乘虚而入,造成感染。

3. 慢性盆腔炎患者能用抗生素预防吗?

慢性盆腔炎患者,要避免稍感不适就自服抗生素,这样可造成病原体耐药和双重感染,使盆腔炎的治疗更趋复杂化。另外,避免治疗不彻底不及时,导致炎症反复发作,久治不愈。

4. 预防盆腔炎为什么要强调固定性伴侣?

多性伴侣女性发生盆腔炎的概率要高出单一性伴侣者几十倍。因此,严肃性态度、固定性伴侣是保证健康的基本原则。据调查,坚持使用避孕套的女性,盆腔炎的发生率显著低于不使用避孕套的同龄女性,尤其对于性伴侣多,性关系复杂的女性而言是极为有效的方法。

第八节 盆腔炎的康复训练及运动锻炼

1. 盆腔炎患者为什么要进行康复训练和运动锻炼?

　　一些身心体能和盆腔康复训练项目可以改善盆腔血运、提高局部免疫抵抗力,有利于疾病恢复;锻炼和运动还有利于生殖道内的分泌物排出,减少局部病原微生物和坏死物质对机体的侵害。

2. 盆腔炎患者康复训练和运动锻炼方式有哪些?

　　平时可以适度体育锻炼,做一些有益身体健康的运动,提高个人抵抗疾病的能力。例如参加各种方式的体育活动,尤其是跑步、登山等耐力运动,增强身体抵抗力。利用一切可能的时间和机会加强锻炼,比如骑自行车上下班,坐公交车的提前两站下车步行到单位或家,工作间隙站起来活动一下筋骨,在家边看电视边做扭腰压腿等。另外,局部热浴、理疗也可促进疾病愈合。

3. 为什么盆腔炎患者应锻炼有度?

　　盆腔炎患者要注意锻炼和运动须适度,要避免剧烈运动和劳累,因为过度锻炼和运动会打击机体免疫能力,降低机体全身和局部抵抗力,诱发或加剧盆腔炎的发展。

第九节 盆腔炎的护理

1. 盆腔炎的日常护理包括哪些内容?

　　(1)保持会阴部清洁、干燥。

　　(2)加强营养并保持大便通畅。

（3）避免患者受凉,及时添加衣物,出汗时给予更换衣裤,避免吹空调或直吹对流风。

（4）做好经期、孕期及产褥期的卫生。

（5）注意房事生活卫生,如果患有慢性盆腔炎的话,经期一定要禁止房事,做好护理避免给自身带来过多的危害。

（6）如有外阴、阴道不适,白带异常,应及时就诊,遵医嘱治疗。既不要精神紧张,如临大敌,也不要掉以轻心,忽视不治。下腹部的疼痛,坠胀、沉重感有可能是慢性盆腔炎的征兆,应进行必要的检查。

2. 盆腔炎的医疗护理有哪些?

（1）住院患者要每日清洗擦拭外阴,保持会阴部清洁,干燥。

（2）要注意观察白带的量、质、色、味。白带量多、色黄质稠、有臭秽味者说明病情较重,如白带由黄转白(或浅黄),量由多变少,味趋于正常(微酸味)说明病情有所好转。

（3）急性患者要卧床休息,取半卧位,使病灶局限。

（4）急性或亚急性盆腔炎患者要观察大便的性状。若见便带脓或有里急后重感,要立即予以处理,以防盆腔脓肿溃破肠壁,造成急性腹炎。

（5）人工流产、放置宫内节育器、诊断性刮宫术及子宫输卵管造影等妇科手术和侵入性检查后,阴道有流血,一定要禁止性交、禁止游泳和盆浴。

（6）急性盆腔炎,应做到及时治疗、彻底治愈、防止转为慢性盆腔炎。

（许洪梅）

第四章 子宫肌瘤

第一节 子宫肌瘤的基本知识

1. 什么是子宫肌瘤?

子宫肌瘤(uterine myoma),顾名思义,是生长在女性子宫上的良性肿瘤,由平滑肌组织和结缔组织组成,也叫子宫平滑肌瘤。最早是由 Matthew Baille 在 1793 年首次描述,是女性生殖器官中最常见的良性肿瘤。

40% ~ 60% 子宫切除是因为子宫肌瘤。

2. 子宫肌瘤发病率是多少?

子宫肌瘤的临床发病率远低于其实际发病率。文献报道子宫肌瘤的发病率为 5.4% ~ 77%,手术切除的子宫标本中 70% 有肌瘤,多发肌瘤超过 80%。欧洲女性发病率略低于美国女性。

3. 子宫肌瘤多发生于哪些女性?

子宫肌瘤多见于 30 ~ 50 岁的生育年龄女性,其中 40 ~ 50 岁女性发生率达 50% ~ 60%。不同地区和种族子宫肌瘤发病率略有不同,黑人妇女具有子宫肌瘤易患倾向,其发病率高于其他种族妇女 3 ~ 9 倍。

4. 青春期前的女性会得子宫肌瘤吗?

当女性处于生育年龄时,发生子宫肌瘤的风险随年龄增加而增加。青春期前的女性一般不会得子宫肌瘤。但也有少数年轻女性罹患子宫肌瘤,因此,定期进行妇科检查尤为重要。

5. 绝经后妇女还容易得子宫肌瘤吗？

绝经后女性由于雌激素水平下降，新发生子宫肌瘤的概率大大降低，原有的子宫肌瘤一般会较之前有一定程度的萎缩。如果绝经后妇女发现肌瘤增大迅速，需要警惕恶性变。

6. 子宫肌瘤都长在子宫的什么位置？

子宫肌瘤可生长于子宫的任何部位。生长于子宫体部的称为宫体肌瘤，生长于宫颈部的则为宫颈肌瘤。宫体肌瘤更为常见，约占90%。

7. 子宫肌瘤都有哪些类型？

宫体部肌瘤可位于子宫肌层的不同位置。肌瘤位于子宫肌壁间，周围被子宫肌层所包绕者称为肌壁间肌瘤，最为常见，占60%~70%。肌瘤凸向子宫浆膜面，即子宫表面生长者，称为浆膜下肌瘤。这类肌瘤常常突出于子宫表面，肌瘤表面为少许肌壁和子宫浆膜层覆盖，约占20%。部分浆膜下肌瘤有蒂与子宫壁相连，称为带蒂浆膜下肌瘤。带蒂浆膜下肌瘤偶可发生扭转，致血运受阻而发生坏死。还有一些生长于特殊部位的浆膜下肌瘤，如阔韧带肌瘤位于子宫两侧壁凸向阔韧带内，常可压迫同侧输尿管或血管；脱落肌瘤与邻近器官粘连获得血液营养而继续生长则称为寄生性肌瘤。

黏膜下肌瘤凸向子宫腔方向生长，表面覆盖子宫黏膜，占10%~15%。黏膜下肌瘤常导致宫腔形态改变，影响受精卵着床和生长。带蒂的黏膜下肌瘤可脱出宫腔位于阴道内，引起淋漓出血。

宫颈肌瘤生长于子宫颈前唇或后唇，若为宫颈肌壁间肌瘤则使宫颈拉长而失去正常形态，也会导致盆腔正常解剖关系发生变化，大大增加了手术难度。若为带蒂的宫颈黏膜下肌瘤往往脱出于宫颈外口，会与宫颈息肉混淆。子宫肌瘤常为多个，各种类型混合存在，称为多发性子宫肌瘤。如果只有一个肌瘤，则为单发子宫肌瘤。

8. 子宫肌瘤是怎么形成的?

子宫肌瘤的生长经过多个步骤,体细胞突变形成初始肌瘤细胞,而孕激素则可增进这种突变。随后,在雌激素和孕激素的相互作用下,导致肌瘤生长。而肌瘤在生长过程中,会压迫周围正常的子宫肌层和结缔组织,形成假包膜。假包膜富含胶原纤维和血管,包绕瘤核,使瘤核与周围组织间形成清晰的界限。

9. 子宫肌瘤和子宫腺肌瘤是一回事吗?

子宫肌瘤不同于子宫腺肌瘤。子宫腺肌瘤是子宫腺肌病的一种类型,由于子宫内膜腺体和间质侵入子宫肌层所形成的局限性病变。子宫腺肌瘤与周围组织界限不清,往往导致较为严重的痛经和月经量增多,而子宫肌瘤患者一般不会出现痛经。但有时肌瘤与腺肌瘤可共同存在。

10. 什么是子宫肌瘤变性?

手术切除的子宫肌瘤为球形,表面光滑,质地偏硬,切开后剖面为实质性,呈漩涡状。当肌瘤局部血液供给不足可发生退行性变,失去其原有典型漩涡状结构,即为变性。常见的肌瘤变性包括玻璃样变、囊性变、红色样变、脂肪变性、肉瘤样变和钙化。玻璃样变最为常见,红色样变是妊娠期或产褥期的一种特殊变性,钙化则多见于绝经后妇女。肉瘤样变为肌瘤的恶性变,少见,发生率不足1%。肌瘤短期内生长迅速或绝经后肌瘤增大迅速需警惕恶性变。

第二节 子宫肌瘤的病因及危险因素

1. 子宫肌瘤的发病原因是什么?

子宫肌瘤发病的确切原因尚不明了。因其多见于生育年龄女性,而青春期前少见,绝经后出现萎缩,均提示子宫肌瘤的发生可能与女性激素——雌激素和孕激素相关。雌激素在肌瘤生长过程中起重要作用,肌瘤部位组织对雌激素敏感性更高,而孕激素则具有促进细胞分裂的作用,与雌激素相互作用导致肌瘤生长。

其他导致肌瘤生长的还有一些生长因子,如转化生长因子 TGF－β、胰岛素样生长因子 IGF 等。这些生长因子在雌激素调节下发挥作用,也会促进肌瘤生长。

2. 子宫肌瘤发病的危险因素有哪些?

有报道指出子宫肌瘤发生具有一定家族聚集现象,特别是在年轻患者中。也有研究认为激素替代治疗或长期应用雌激素与肌瘤发生有一定相关性,因此,子宫肌瘤患者应尽量避免长期应用含有雌孕激素类的药物。

第三节　子宫肌瘤的临床表现

1. 子宫肌瘤都有症状吗?

很多罹患子宫肌瘤的妇女没有明显临床症状,只在体检时发现。多数患者则是因为出现月经增多、尿频、尿急等症状而就医。

2. 子宫肌瘤都有哪些临床症状?

子宫肌瘤临床症状与肌瘤生长部位、大小,以及是否发生变性相关。常见症状包括月经量增多、经期延长、下腹部包块、尿频、尿急、排尿困难或便秘等盆腔压迫症状。凸向宫腔生长的肌瘤往往出现月经改变,而凸向子宫表面生长者可无表现或伴有盆腔压迫症状。肌壁间肌瘤或黏膜下使宫腔面积增大,白带增多,伴有感染时有脓性白带。

3. 子宫肌瘤都会出现月经改变?

月经改变是子宫肌瘤最常见的表现,多为月经量增多或经期延长。肌壁间肌瘤和黏膜下肌瘤常会出现此类症状,患者因长期慢性失血而继发贫血,时感头晕、乏力、心悸,经期尤甚,大量出血时会出现昏厥。部分黏膜下肌瘤会导致阴道淋漓出血,长期出血则易继发感染,阴道分泌物有异味,有时伴有下腹痛。浆膜下肌瘤则很少出现月经变化。

4. 盆腔压迫症状会有什么表现?

突出于子宫表面的浆膜下肌瘤可压迫子宫前方的膀胱引起膀胱刺激症状,如尿频、尿急;巨大宫颈肌瘤或可压迫位于盆腔前部的膀胱,导致排尿困难;若肌瘤位于子宫后壁则可能压迫后方的直肠而引起排便不畅或便秘。阔韧带肌瘤可能压迫通过此处的输尿管,导致输尿管扩张甚至肾盂积水。

5. 自己能从腹部摸到肌瘤吗?

子宫位于盆腔深部,肌瘤较小时一般从腹部摸不到包块。当肌瘤生长致使子宫体积增大超出盆腔时,可自腹部触及。有些患者就医是因为平躺时自己扪及下腹部突出的包块。部分黏膜下肌瘤可脱出于宫颈口外,位于阴道内甚至脱出于外阴,患者发现阴道或外阴脱出的包块而寻求诊治。

6. 子宫肌瘤会肚子痛吗?

一般情况下,肌瘤不会导致疼痛。当肌瘤发生变性时可能出现腹痛,如孕期或产褥期的红色变性往往伴有急性下腹痛和发热。浆膜下肌瘤细小的瘤蒂扭转时也会出现腹痛。当合并子宫腺肌症或子宫内膜异位症时,会出现进行性加重的痛经,可伴有性交痛或肛坠。这种疼痛具有周期性,与急腹痛不同。

7. 子宫肌瘤还会有哪些表现?

黏膜下肌瘤或宫颈黏膜下肌瘤都会引起白带增多,伴有感染时则为脓性白带。肌瘤脱出于阴道或外阴时,由于长期摩擦导致溃烂、出血。

8. 子宫肌瘤会影响生育吗?

肌瘤导致不孕的原因有多种,与肌瘤生长部位、大小、数量,以及是否伴有出血、坏死、感染等有关。浆膜下肌瘤不会影响生育,肌壁间肌瘤对生育的影响也非常小。黏膜下肌瘤会导致宫腔形态失常,影响受精卵着床及发育,而导致流产、早产甚至不孕。位于宫颈和宫角部的肌瘤则会影响宫颈和输卵管的通畅性,影响精子运行与孕卵着床。

9. 子宫肌瘤会引起妇科急症吗?

子宫肌瘤生长速度较慢,一般不会引起妇科急症。有些突发腹痛又有肌瘤病史的患者需要警惕肌瘤的红色变性或浆膜下肌瘤蒂扭转。而阴道多量出血者则需排除是否存在黏膜下肌瘤。

10. 子宫肌瘤会对生活产生影响吗?

无症状的肌瘤并不会对性生活、工作、人际关系和家庭产生影响。当肌瘤引起月经量多,继发贫血时,会感到头晕,影响工作和生活。

11. 罹患子宫肌瘤后应注意什么?

小的肌壁间或浆膜下肌瘤不会引起症状,更不会影响我们的工作和生活。但肌瘤逐渐长大时则可能有所表现,症状多样,可单独出现,也可合并出现。无论哪种症状都会给患者身体健康抑或心理健康带来危害,因此,当出现上述症状时需引起我们注意,及时诊治,切勿讳疾忌医。

第四节　子宫肌瘤的辅助检查

1. 子宫肌瘤该做哪些检查?

子宫肌瘤临床诊断并不困难,根据患者的症状和妇科查体情况即可初步判断,最常采用的辅助手段是超声检查。盆腔超声检查方便、经济、无创,接受度非常高。根据情况可采用经腹部或经阴道超声,可检测出直径 1cm 以上的肌瘤,肌瘤在超声上表现为低回声、边界清楚、形态较规则的包块。

另外一项较常用的检查方法是盆腔磁共振。盆腔磁共振对于明确肌瘤的生长部位、数目,以及与邻近组织关系具有不可比拟的优势。对于要求保留子宫的患者我们建议术前盆腔磁共振检查,利于手术实施。

2. 诊断性刮宫的作用是什么?

很多患者并不能理解诊断性刮宫的意义和目的。诊断性刮宫的目的有两个:一是排除其他原因所导致的出血,比如子宫内膜病变;二是对于出血多的患者可以止血。因此,诊刮具有重要作用,尤其是肌瘤合并月经量多或阴道淋漓出血的患者。

第五节 子宫肌瘤的治疗

1. 子宫肌瘤都需要手术切除吗?

并非所有肌瘤都需要手术治疗。是否需要手术应根据患者年龄、症状、肌瘤生长的部位、大小、数目以及生育要求综合分析。肌瘤较小且无症状者,一般不需要治疗,当引起月经过多继发贫血、尿频、尿急或排便困难时需要手术治疗。

2. 子宫肌瘤治疗方法有哪些?

子宫肌瘤的治疗方法包括随访观察、药物治疗、手术治疗以及子宫动脉栓塞术。采用哪种治疗方法需要具体分析,也可以多种方法联合应用。

3. 什么情况下可以随访观察?

无症状的小肌瘤(小于3cm)一般不必治疗,可以定期复查,间隔3~6个月复查1次,如出现症状或肌瘤迅速增大则需要手术治疗。特别是进入围绝经期女性,因绝经后体内雌激素水平下降,肌瘤常会萎缩,若发现肌瘤生长迅速或绝经后肌瘤较前增大则考虑手术治疗。

4. 什么情况下可以药物治疗？药物治疗都有哪些？

目前还没有安全有效且能长期用于控制肌瘤生长的药物,因此,药物治疗并不作为子宫肌瘤的常规治疗方法,仅可用于症状较轻、接近绝经年龄或不能进行手术治疗的患者,亦可于术前应用药物治疗以期减轻贫血、降低手术难度。

促性腺激素释放激素类似物(GnRH – a),可以降低体内雌激素至绝经期水平,抑制肌瘤生长甚至使其萎缩,缓解症状。但停药后肌瘤会逐渐增大,而且由于雌激素水平低,许多患者在用药后出现明显的更年期症状如潮热、多汗、烦躁、骨质疏松等,在用药 6 个月时,骨质丢失可达 6% ,这使其长期用药受到限制,因此,一般用药不超过 6 个月。临床多在术前使用 GnRH – a,改善贫血、缩小肌瘤,利于手术。常用 GnRH – a 药物包括亮丙瑞林、戈舍瑞林、曲普瑞林等,可在应用时反向添加雌激素并补钙以减少骨质丢失。另外一种常用的药物是米非司酮,具有拮抗孕激素和糖皮质激素的作用,抗孕激素作用更强。但长期应用增加肝损害,对子宫内膜亦有影响,因此,同样多用于术前而不作为长期治疗方法。

5. 哪些情况需要手术？

手术治疗是有症状的患者首选治疗。以下情况都需要手术:①月经过多导致继发贫血;②肌瘤压迫膀胱、直肠引起症状者;③肌瘤生长迅速;④绝经后肌瘤增大;⑤由于子宫肌瘤导致不孕或流产的患者。

6. 有哪些手术方法？

手术方式根据患者年龄、肌瘤数目、部位及生育需求而定,包括肌瘤剔除术和子宫切除术。希望保留生育能力者可采用子宫肌瘤剔除术,多发肌瘤或肌瘤大而无生育需求者可行子宫切除术,可疑出现恶性变时也应切除子宫。有些患者肌壁间肌瘤数目众多,形如碎石,保留子宫十分困难,也可切除子宫。

手术途径可以采用开腹手术、腹腔镜手术或经阴道手术,需要根据患者具体情况和术者技术水平而定。随着手术设备和技术的改进,腹腔镜技术得以普遍应用,更多患者可以接受微创治疗。腹腔镜手术具有创伤小、恢复快、住院时间短等优点,但并非所有情况都适用。经阴道手术则充分利用女性生理特点,也更进一步降低了损伤。黏膜下肌瘤多采用经阴道手术或宫腔镜手术。无论采用哪种手术方式,都要术前充分评估,选择合适病例。

7. 其他治疗方法有哪些?

子宫动脉栓塞术(UAE)通过阻断子宫动脉及分支,减少血供,达到改善症状的目的。可以作为子宫肌瘤导致出血量多或术前阻断子宫血流、减少出血的一种方法。由于血供受阻,有引起卵巢功能减退的风险。此外,栓塞术后仍有再次急性出血需要切除子宫的风险。

8. 手术前应该做哪些检查?

手术治疗的患者特别是要切除子宫的患者,术前应行宫颈细胞学检查,排除宫颈上皮内瘤变或宫颈癌。围绝经期或绝经后患者还需要做诊断性刮宫排除子宫内膜癌变。

9. 肌瘤剔除术后怀孕有风险吗? 多长时间能怀孕?

肌瘤剔除术后子宫壁上留有瘢痕,怀孕是存在一定风险的。随着妊娠子宫增大,瘢痕破裂的风险也日益增加,妊娠距离剔除术时间越短,这种风险越大。肌瘤剔除术后避孕时间根据肌瘤的部位、瘤腔深度决定,一般需避孕 1 ~ 2 年,浆膜下肌瘤可适当缩短时间,肌壁间肌瘤穿透宫腔则需避孕 2 年。

10. 肌瘤剔除术后还会复发吗?

多发子宫肌瘤行肌瘤剔除术尤其是腹腔镜下肌瘤剔除术,由于腹腔镜手术缺乏触感,故难以全部剔除肌瘤,可能遗漏小肌瘤。还有一些肌瘤病理类型特殊,细胞分裂活跃,剔除术后也容易复发。

11. 怀孕后发现子宫肌瘤怎么处理?

妊娠期子宫血供增加,肌瘤组织充血、水肿,妊娠期间会增大,而分娩后多数可以缩小。肌瘤在妊娠期若无症状,一般不必特殊处理,定期检查即可。若出现红色变性,感到腹痛,需立即就医,治疗上可采取保守治疗,一般都能缓解。妊娠晚期,需要根据肌瘤大小及生长部位,评估是否影响胎分娩,决定分娩方式。如果剖宫产结束分娩,是否同时剔除肌瘤也需要根据情况而定,原则上一般不同时行肌瘤剔除术。

第六节　子宫肌瘤的心理治疗

1. 知道自己得了子宫肌瘤怎么办?

子宫肌瘤虽为妇科良性疾病,但所导致的种种症状常常给广大女性生活和工作带来困扰。有些妇女在得知自己罹患子宫肌瘤后表现出焦虑不安,甚至恐惧,实则大可不必。子宫肌瘤对身体健康虽有危害,但并非不可治愈。可以从医务人员那里了解子宫肌瘤相关知识,加深对疾病的认识,保持良好心态。

2. 切除子宫后是否会迅速衰老?

有些女性对于子宫切除存在认识上的误区,认为切除子宫后自己会迅速衰老,甚至出现男性化表现。实际上,维持女性性征的雌激素来源于卵巢,只切除子宫,而保留卵巢一般不会影响雌激素水平,也不会迅速衰老。

3. 子宫切除后会影响性生活吗?

有一些患者对于子宫切除术后的性生活存有明显的焦虑和忧郁心理,此时,作为医务人员,应与患者建立相互信任的关系,告知其术后并不影响性生活,帮助患者消除不必要的顾虑,增强治疗信心。

第七节　子宫肌瘤的预防

1. 生活中应该注意哪些问题?

子宫肌瘤形成与女性雌激素和孕激素密切相关,因此,广大妇女在日常生活中应注意避免滥用激素类药物。需要使用激素进行治疗时，应在医生指导下使用。采用适合自己的避孕措施，不宜长期服用短效避孕药，更不能滥用紧急避孕，或将紧急避孕作为长期避孕措施，以免引起体内激素水平改变。此外，定期妇科体检非常重要，可以及早发现子宫肌瘤。在确诊子宫肌瘤后更应定期进行复查，如肌瘤增大缓慢或未曾增大，可每半年复查一次，如发现肌瘤生长速度较快或增大明显应手术治疗。

2. 绝经后子宫肌瘤还要定期复查吗？

绝经后女性雌激素水平显著降低，肌瘤不会继续生长。但也不能掉以轻心，应定期检查，以免肌瘤增大而没有及时发现。

第八节　子宫肌瘤的康复训练及运动锻炼

适度锻炼，增强体质对于疾病的治疗大有裨益。子宫肌瘤患者可以适当运动，但要注意劳逸结合。适度的体育锻炼可以增强自身的抵抗力，对于子宫肌瘤术后恢复有很大帮助。

当患有子宫肌瘤时仍要注意日常生活细节，病情轻微时可以进行慢跑、太极等有氧运动。但如果肌瘤较大，导致继发贫血或为浆膜下肌瘤时，尽量避免剧烈运动，以免病情加重或出现腹痛。术后患者可以适当活动，利于胃肠功能恢复，但不宜剧烈运动，以免伤口愈合不良。

第九节　子宫肌瘤的护理

1. 子宫肌瘤患者平时应注意什么？

子宫肌瘤患者可能导致白带量增多，甚至出现阴道炎。因此，平时需要注意保持外阴清洁干燥，避免穿紧身化纤衣裤，避免长时间使用护垫，加重感染或导致迁延不愈。另有一些子宫肌瘤患者月经量多或阴道淋漓出血,除及时就医外,生活中也要注意外阴阴道清洁,避免出现生殖道感染。

2. 子宫肌瘤术后护理应注意什么?

子宫肌瘤患者术后护理尤为重要。术后应鼓励患者适当活动利于恢复,术后1个月内避免性生活,避免盆浴。术后饮食应高蛋白、低脂肪为主,利于身体康复。

第十节　子宫肌瘤的饮食营养

1. 子宫肌瘤患者日常饮食须注意什么?

子宫肌瘤患者要养成良好生活习惯,不吸烟酗酒,作息规律,保持良好积极的心态,避免过度疲劳或情绪波动导致体内激素水平紊乱。饮食上应多吃蔬菜、水果,摄取植物蛋白和适量动物蛋白,减少高脂肪食物的摄取。

2. 可以吃豆类食品吗?

很多女性认为大豆类食物含有雌激素,会使肌瘤迅速增大。实际上,大豆类食物含有的植物雌激素属于较弱的雌激素,远不如卵巢产生的雌激素作用强,代谢后可迅速排出体外,适量食用不会产生影响。

3. 绝经后可以吃保健品吗?

绝经后妇女在饮食上也应注意,避免食用含有雌激素的保健品。在做激素替代治疗时,应定期检查肌瘤生长情况。

(瞿　红　张震宇)

第五章 子宫内膜异位症

第一节 子宫内膜异位症的基本知识

1. 什么是月经？什么是月经异常？

月经指伴随卵巢内卵泡成熟、排卵和黄体形成，卵巢分泌雌、孕激素的周期性变化，而出现的子宫内膜周期性脱落及出血。规律月经的建立是生殖功能成熟的主要标志。正常月经的特点包括：月经周期：21～35 天，经期：2～8 天，经量：20～60ml。月经期月经血会通过双侧输卵管进入盆腔。逆流的经血里含有子宫内膜，一些具有活性的内膜如果在盆腔里种植生长，我们称之为异位子宫内膜。异位的子宫内膜也会伴随卵巢周期性变化出现脱落出血。

月经异常是指月经周期过长或过短、经期过长或过短，经血量过多或过少。

2. 什么是痛经？

痛经为月经期出现的子宫痉挛性疼痛，可伴腰酸、下腹坠痛或其他不适，严重者可影响生活和工作。痛经分为原发性与继发性两种：原发性痛经是无盆腔器质性病变的痛经，发生率占 36.06%，痛经始于初潮或其后 1～2 年；继发性痛经通常是器质性盆腔疾病的后果。继发性痛经进行性加剧是子宫内膜异位症和子宫腺肌症患者的典型症状，近 50%～60% 患者会有继发痛经。

3. 什么是不孕？

凡婚后未避孕、有正常性生活、夫妇同居 1 年而未受孕者，称为不孕症。

其中女方因素占 40% ~55%,而输卵管因素和排卵障碍是女性不孕的主要因素,各占 40% 左右。50% ~60% 子宫内膜异位症患者会有不孕症的困扰。

4. 什么是子宫内膜异位症?

子宫内膜异位症(endometriosis,简称内异症)是指具有生长功能的子宫内膜组织(腺体和间质)在子宫腔被覆内膜及子宫以外的部位出现、生长、浸润,反复出血,继而引发疼痛、不孕及结节或包块等。该病临床表现多种多样,常见有疼痛(如典型的痛经、慢性盆腔痛、性交痛、急腹痛等)、月经异常和不孕,25% 的患者无任何症状。

5. 子宫内膜异位症的患病情况如何?

常见育龄期妇女,子宫内膜异位症在育龄期妇女的发病率为 10% ~15%,近年来,发病率有明显升高趋势。我们常称其为一种"现代病"。

6. 子宫内膜异位症有什么特点呢?

绝经后或切除双侧卵巢后异位内膜组织可逐渐萎缩吸收,妊娠或使用性激素抑制药抑制卵巢功能可暂时阻止此病的发展,故内异症是一种激素依赖性疾病。

7. 子宫内膜异位症的高发年龄是什么?

常见生育年龄妇女,以 25 ~45 岁妇女最多见。

8. 子宫内膜异位症的远期危害有哪些?

子宫内膜异位症组织学上虽然是良性,但却具有增生、浸润、转移及复发等恶性行为。

内异症恶变率约为 1%,主要恶变部位在卵巢,多称为内异症相关的卵巢恶性肿瘤(EAOC),其他部位内异症恶变较少。

9. 子宫内膜异位症为什么会造成疼痛、月经异常和不孕等症状?

(1)疼痛:由于内异症内部出血刺激局部组织炎性反应引起。内异症病灶分泌前列腺素增加,导致子宫肌肉挛缩,痛经势必更为显著。月经过后,出血停止,疼痛缓解。但痛经的严重程度常与病情的严重程度不相符。

当病灶侵犯到子宫直肠窝、阴道直肠膈可以引起性交痛(深部触痛),经期排便次数增加及里急后重感。

内异症相关的急腹痛多发生于卵巢异位囊肿破裂时。卵巢子宫异位囊肿在经期发生囊内出血出现小的破裂,造成一过性下腹部或盆腔深部疼痛;出现大的破裂,囊内液体流入盆腔可引起突发性剧烈腹痛,伴恶心、呕吐和肛门坠胀。

(2)月经异常:常见卵巢型子宫内膜异位症。多数与内异症破坏卵巢组织、影响卵巢功能有关,发生卵巢功能失调,如排卵异常等。可以表现为月经过多或者周期紊乱,部分患者可能与同时合并有子宫腺肌症或子宫肌瘤有关。

(3)不孕:异位症引起不孕的原因复杂,主要与下列因素有关:①严重的盆腔粘连,盆腔解剖结构异常;②盆腔内微环境改变;③卵巢功能异常。

(4)其他:子宫内膜异位病灶侵入到膀胱,会出现有周期性尿频、尿痛、血尿。侵入到肠道,会出现腹泻、血便及肠梗阻等症状;腹壁切口瘢痕及腹腔镜脐部切口的子宫内膜异位症则出现局部肿块,月经期增大并伴有疼痛。

第二节　子宫内膜异位症的病因及危险因素

1. 为什么会得子宫内膜异位症?

子宫内膜异位症目前病因不明,一般认为以 Sampson 经血逆流种植为主导理论,逆流至盆腔的子宫内膜经黏附、侵袭、血管形成等过程得以种植、生长、发生病变。

由于经血逆流的普遍存在和子宫内膜异位的相对少见,有研究者提出"在位内膜决定论",即在位内膜的特质起决定作用。不同人(内异症患者与非患者)经血逆流或经血中的内膜碎片能否在"异地"黏附、侵袭、生长,在位内膜是关键,是发生内异症的决定因素。除此以外,异位的子宫内膜能否形成内异症还可能与遗传因素、免疫因素、炎症因素有关。

内异症的其他发病机制还包括体腔上皮化生、血管及淋巴转移学说,以及干细胞理论等。相关基因的表达和调控异常、免疫炎症反应以及性激素受体表达异常等也与内异症的发生密切相关。

2. 为什么子宫内膜异位症的发病率越来越高?

近年来,子宫内膜异位症的发病率呈升高趋势,研究人员注意到,初潮前、绝经后女性很少患子宫内膜异位症,妊娠、哺乳可以抑制子宫内膜异位症发生,而使用避孕药可以减少子宫内膜异位症发生。这些现象告诉我们,子宫内膜异位症的发生可能与现代女性生活方式改变有关。

(1)月经状态改变:初潮提前倾向、晚绝经,这已经成为大家关注的现象,结果是增加女性生命周期的月经次数,也就是增加经血倒流次数,增加内异症风险。

(2)生殖模式改变:现代女性普遍晚婚晚育,生育数减少,多数只生一胎。足月妊娠次数、哺乳时间与子宫内膜异位症发生率成反比。即分娩次数增加内异症发生率降低,哺乳期延长内异症发生减少。

(3)避孕措施改变:现代女性选择避孕方法在改变,避孕药使用减少,上环增加,输卵管结扎减少。为了减少性激素的接触,现代女性使用避孕药越来越少,而多数选择上环避孕。避孕药使用是子宫内膜异位症发生的保护性因素,而上环则相反,是内异症的高危因素。

(4)雌激素使用:现代女性为了延期绝经年龄,或者说为了"年轻",增加了雌激素替代,雌激素被认为是内异症促发因素。

(5)其他因素:环境污染可以改变盆腹腔环境,影响局部免疫。此外现代女性的盆腔炎发生率也呈升高趋势,盆腔炎可以增加内异症风险。

3. 哪些人群容易患子宫内膜异位症?

育龄妇女有继发性痛经,进行性加重、不孕或慢性盆腔痛、性交痛等,盆腔检查盆腔内有触痛性结节或子宫旁有不活动的囊性肿块,应高度怀疑为子宫内膜异位症。

生育少、生育晚的女性发病明显多于生育多者。内异症有家族聚集性,一级亲属中有内异症患者的妇女发生内异症的风险升高 7 ~ 10 倍。

患有引起经血逆流的疾病(如先天性生殖道畸形、闭锁、狭窄和继发性宫颈粘连、阴道狭窄等)、月经期接受过妇科检查、做过妇科或计划生育手术(手术时宫腔内容物、内膜碎片不可避免的溢入腹腔或腹壁切口)、宫内节育器状态均可能增加患子宫内膜异位症的风险。

4. 绝经后一定不会患子宫内膜异位症吗?

通常认为绝经后妇女内异症罕见。但有报道绝经后妇女仍有 2% ~ 4% 因内异症而需要腹腔镜手术,其中大多数为激素替代治疗者。绝经期妇女子宫内膜异位症同时要小心内异症恶变的发生。

第三节 子宫内膜异位症的临床表现

1. 子宫内膜异位症有哪些表现?

该病临床表现多种多样,常见有疼痛(70% ~ 80%)如典型的痛经、慢性盆腔痛、性交痛、急腹痛等,月经异常(15% ~ 30%)和不孕(40% ~ 50%),25% 的患者无任何症状。

侵犯特殊器官的内异症常伴有其他症状:肠道内异症常有消化道症状如便频、便秘、便血、排便痛或肠痉挛,严重时可出现肠梗阻。膀胱内异症常出现尿频、尿急、尿痛甚至血尿。输尿管内异症常发病隐匿,多以输尿管扩张或肾积水就诊,甚至出现肾萎缩、肾功能丧失。如果双侧输尿管及肾受累,可有高血压症状。肺及胸膜内异症可出现经期咯血及气胸。剖宫产术后腹壁切口、会阴切口内异症表现为瘢痕部位结节、与月经期密切相关的疼痛。

17%～44%的内异症患者合并盆腔包块(子宫内膜异位囊肿)。

2. 子宫内膜异位症患者疼痛的特点是什么?

70%～80%的内异症患者有不同程度的疼痛症状,包括痛经、慢性盆腔痛(CPP)、性交痛、肛门坠痛等。痛经是子宫内膜异位症典型的症状。痛经一般是继发性,进行性加重。临床表现中也可同时伴有月经异常。疼痛可以发生在月经前、月经时及月经后。部位多为下腹深部和腰骶部,有时可放射至会阴、肛门或大腿。开始阶段能够忍受,数月或数年后有的痛经加剧需要止痛剂,严重阶段疼痛难忍,止痛剂加量甚至无效。

3. 子宫内膜异位症患者月经异常的特点是什么?

内异症患者的月经异常一般表现为经量增多、经期延长或月经淋漓不尽。

第四节　子宫内膜异位症的诊断与检查

1. 怎么能知道我可能有子宫内膜异位症了呢?

育龄期妇女有继发性痛经,进行性加重、不孕或慢性盆腔痛、性交痛等,妇科检查宫骶韧带痛性结节以及附件粘连包块,应高度怀疑为子宫内膜异位症。盆腔阴道超声、盆腔 MRI 及 CA125 有助于疾病的诊断,确诊应首选腹腔镜检查,也可剖腹探查获得组织病理诊断确诊并确定分期。

2. 哪些病史与诊断子宫内膜异位症关系密切?

疼痛、月经史、孕产史、家族史及手术史。也要特别关注疼痛或痛经的发生发展与月经的关系和剖宫产、人流术、输卵管通液术等手术的关系。

3. 为确诊内异症最需要做哪些辅助检查?

(1)影像学检查:盆腔阴道超声,主要对卵巢子宫内膜异位囊肿的诊断具有很大价值,典型的卵巢子宫内膜异位囊肿的超声影像为无回声区内有密集光点;盆腔增强 CT 及 MRI 检查对浸润直肠或阴道直肠隔的深部病变的诊断和评估有一定意义。

(2)腹腔镜检查:是目前诊断内异症的最佳方法,内异症诊断的通行手段是腹腔镜下对病灶形态的观察,术中要仔细观察盆腔,特别是宫骶韧带、卵巢窝这些部位。

(3)病理检查:确诊需要病理检查,组织病理学结果是内异症确诊的基本证据(但临床上有一定病例的确诊未能找到组织病理学证据);病理诊断标准:病灶中可见子宫内膜腺体和间质,伴有炎症反应及纤维化。

4. 还有哪些辅助检查对确诊内异症有意义?

(1)血清 CA125 水平检测:CA125 水平升高,升高水平低于恶性肿瘤,但没有明显特异性。CA125 水平升高更多见于重度内异症、盆腔有明显炎症反应、合并子宫内膜异位囊肿破裂或子宫腺肌病者。

(2)抗子宫内膜抗体:正常妇女血清中抗子宫内膜抗体多为阴性,内异症患者则 60% 以上呈阳性。此抗体是内异症的标志抗体,特异性 90% ~ 100%。患者血液中检测出该抗体,说明体内有异位内膜刺激及免疫内环境改变。但敏感性不高。

(3)膀胱镜或肠镜检查:可疑膀胱内异症或肠道内异症,术前应行膀胱镜或肠镜检查并行活检,以除外器官本身的病变特别是恶性肿瘤。活检诊断内异症的概率为 10% ~ 15%。

第五节　子宫内膜异位症的治疗

1. 子宫内膜异位症的治疗目的是什么?

内异症治疗目的包括:减灭和消除病灶,减轻和消除疼痛,改善和促进生育,减少和避免复发。预防远期的恶变风险。

2. 子宫内膜异位症的治疗要考虑哪些因素?

(1)年龄。

(2)生育要求。

(3)症状的严重性。

(4)既往治疗史。

(5)病变范围。

(6)患者的意愿。

治疗措施,应个体化。对盆腔疼痛、不孕及盆腔包块的治疗要分别对待。

3. 子宫内膜异位症都有哪些治疗方法?

子宫内膜异位症的治疗方法可分为期待治疗、手术治疗、药物治疗、介入治疗、中药治疗及辅助治疗(如辅助生殖技术治疗)等。

4. 青少年子宫内膜异位症患者可以等成年再治疗吗?

青少年内异症是一种进展性疾病,影响青少年患者的生命质量且影响以后的生育能力。青少年内异症的患者,要警惕合并生殖器官梗阻性畸形如阴道闭锁或阴道斜隔综合征。

青少年内异症主要症状是疼痛和卵巢囊肿,治疗目标主要是控制疼痛,保留其生育功能,延缓复发。疼痛的控制以药物治疗为主;卵巢子宫内膜异位囊肿首选的手术治疗方式是腹腔镜,但要注意掌握手术指征,术后需要辅助药物治疗,以减少复发,保护生育功能,并根据青少年的特点进行心理治疗和健康教育。

对有梗阻性生殖道畸形的患者,应及时解除梗阻。

口服避孕药是青少年内异症患者的一线治疗药物,对于年龄小于 16 岁的内异症患者也是安全、有效的。

青春期治疗的意义在于:①降低卵巢功能障碍对生长发育的不良影响;②减

少月经异常、痛经产生的不良情绪,对生活和学习造成负面影响;③早期治疗和干预或可降低患者未来罹患不孕的可能。

5. 子宫内膜异位症可不可以长期期待治疗?

不主张长期期待治疗,特别是卵巢型子宫内膜异位症。尤其是有生育要求妇女,建议尽早腹腔镜探查。

6. 生育能够治疗子宫内膜异位症吗?

在女性妊娠期,体内处于高孕激素的闭经状态,约持续 10 个月,也可使子宫内膜异位症的病灶萎缩,并延缓其复发,相当于一种治疗。但并不是所有内异症患者可通过生育、哺乳缓解内异症病情或痊愈。

7. 绝经后会患子宫内膜异位症吗? 还需要治疗吗?

绝经后内异症较为少见。多无症状,多以盆腔包块就诊,常有内异症病史或痛经病史。绝经后子宫内膜异位症有恶变风险,建议积极手术治疗。

8. 子宫内膜异位症有哪些药物治疗方案? 适合哪些患者?

药物治疗适用于有慢性盆腔痛或痛经明显但不伴卵巢囊肿或卵巢囊肿较小、有生育要求的患者。药物治疗的目的是:抑制卵巢功能,阻止内异症的发展,减少内异症病灶的活性,减少粘连的形成。

选用药物治疗方案应基于以下原则:①应用于基本确诊的病例,不主张长期“试验性治疗”;②尚无标准化方案;③各种方案疗效基本相同,但不良反应不同。所以,选择药物时要考虑药物的不良反应、患者的意愿及经济能力。

对症药物治疗多采用非甾体类抗炎药缓解慢性盆腔疼痛及痛经。但是对症治疗不能阻止病情进展;性激素抑制治疗可造成体内低雌激素环境,阻止异位内膜的生长,使异位内膜萎缩、退化、坏死而达到治疗目的。性激素抑制治疗一般要持续 6 个月。有前景的药物包括芳香酶抑制药、促性腺激素释放激素拮抗药及选择性 PR 调节剂(selective progesterone receptor modulator,SPRM)都是值得进一步进行研究的内异症治疗新药。

9. 长期应用止痛药会影响大脑功能吗？有依赖性吗？

非甾体类抗炎药是一类环氧合酶抑制药,它们通过抑制体内的炎症因子前列腺素的合成起作用。最常见的药物包括阿司匹林、对乙酰氨基酚、布洛芬等。和需要处方购买的阿片类止痛药(如吗啡)不同,解热止痛药并不作用于痛觉中枢神经,所以不会造成成瘾,也不会有依赖性。阿片类止痛药物在滥用时可能造成记忆力减退等"变笨"的情况,但并没有依据表明解热止痛药会让人的认知功能变差。

10. 应用性激素类药物会有依赖性吗？

患者服用性激素类药物时,通常会月经规律,疼痛减轻,但停药后疼痛出现,月经异常,因此部分患者认为激素药物具有依赖性。但是这种观点是不正确的,激素类药物本身不具有依赖性,这种停药后病情反复是因为疾病本身并未真正痊愈,疾病没有得到完全控制。

11. 长期应用性激素类药物有不良反应吗？会长胖吗？

任何药物的使用均会有不同程度的不良反应,但内异症患者治疗过程中使用的激素类药物均为安全性非常高的药品。长期服用一般不会发生严重的不良反应,部分患者可能出现乳房疼痛、增大;头痛、偏头痛、性欲改变、情绪抑郁/改变;恶心、呕吐等胃肠道不适;多种皮肤疾病(如皮疹,结节性红斑,多形性红斑);阴道分泌物改变,眼睛不耐受隐形眼镜;雄激素样作用,如毛发增多、情绪改变、声音变粗;以及体液潴留,体重变化;过敏反应;肝功能异常;血清三酰甘油升高等。极个别有血栓家族史的年轻女性也需警惕血栓可能。因此激素类药物治疗前需全面了解患者的病情。

12. 促性腺激素释放激素激动药(GnRH-a)是什么？有什么不良反应？

GnRH-a 是人工合成的 10 肽化合物,与体内 GnRH 作用相似,效价高亲和力强。通过下调垂体功能,造成暂时性药物去势及体内低雌激素状态。也称假绝经疗法或"药物性卵巢切除"。主要不良反应是低雌激素血症引起的围绝经期症状,如潮热、阴道干燥、性欲下降、失眠及抑郁等。长期应用则有骨质丢失的可能。

13. 内异症患者药物治疗期间可以怀孕吗?

对于有生育要求的患者,在内异症药物治疗过程中,不建议怀孕。并且大部分药物会抑制排卵,也不能怀孕。一般建议停药后,恢复排卵,来过一次正常月经后,再怀孕。

14. 子宫内膜异位症患者的手术治疗指征是什么?

手术治疗适用于药物治疗后症状不缓解,局部病变加剧或生育功能未恢复者。较大的卵巢内膜异位囊肿者且迫切希望生育者;卵巢子宫内膜异位囊肿直径大于4cm;卵巢子宫内膜异位囊肿怀疑恶变的。

15. 子宫内膜异位症有哪些手术治疗方式? 都适合哪些患者呢?

(1)保守性手术:即病灶切除术。保留患者的生育功能,手术尽量切除肉眼可见的病灶、剔除卵巢子宫内膜异位囊肿以及分离粘连。适合于年龄较轻或需要保留生育功能者。保守性手术以腹腔镜作为首选。

(2)子宫及双侧附件切除术:切除全子宫、双侧附件以及所有肉眼可见的病灶。适合年龄较大、无生育要求、症状重或者复发后经保守性手术或药物治疗无效者。

(3)子宫切除术:切除全子宫,保留卵巢。主要适合无生育要求、症状重或者复发后经保守性手术或药物治疗无效,但年龄较轻希望保留卵巢内分泌功能者。

16. 手术治疗能根治子宫内膜异位症吗? 会复发吗?

手术治疗的目的有二:①切除病灶;②恢复解剖。除根治性手术外,异位症复发率较高,复发率近30%,随着时间延长,复发率越高。手术治疗的复发率明显低于单纯药物治疗。

因内异症远期有复发与恶变的风险,需要提高患者的治疗意识,术后可能需要配合激素治疗,对患者进行长期、严密的干预、监测,从而改善不良的健康结局。它是一种慢性病,需要长期管理。

17. 内异症患者根治手术治疗后还可以激素替代治疗吗?

内异症患者子宫及双侧附件切除术后,会出现低雌激素症状,这些患者可以补充雌激素吗? 补充雌激素会不会内异症复发? 这会是患者担心的问题! 是可以进行激素补充治疗,以改善生活质量。激素补充治疗需根据患者的症状,进行个体化治疗。

即使子宫及卵巢已经切除,仍会有内异症复发的病例报道,建议雌激素补充治疗同时应用孕激素。

有条件时,应检测血雌二醇水平,使雌激素水平符合"两高一低"的原则,即"高到不出现症状,高于不引起骨质丢失,低到内异症不复发"。

18. 内异症患者怀孕后需要保胎吗?

研究显示内异症患者妊娠后自然流产率为40%,高于正常人群。异常的内分泌环境,可影响卵子的质量、子宫内膜的厚度和容受性,影响胚胎的早期发育。因此内异症患者确诊宫内妊娠后,需要保胎治疗,但目前保胎治疗没有标准治疗方案,仍在探索中。

第六节　子宫内膜异位症的具体治疗

1. 痛经怎么治疗?

(1)治疗原则:①合并不孕或附件包块者,首选手术治疗;②未合并不孕及无附件包块者,首选药物治疗;③药物治疗无效可考虑手术治疗。

(2)经验性药物治疗:对无明显盆腔包块及不孕的痛经患者,可选择经验性药物治疗。一线药物包括:NSAID、口服避孕药及高效孕激素(如醋酸甲羟孕酮等)。二线药物包括 GnRH – a、左炔诺孕酮宫内缓释系统(LNG – IUS)。一线药物治疗无效改二线药物,如依然无效,应考虑手术治疗。

所有的药物治疗都存在停药后疼痛的高复发率。痛经也可考虑中药治疗。

(3)手术治疗指征:①卵巢子宫内膜异位囊肿直径≥4cm;②合并不孕;③痛经药物治疗无效。

手术以腹腔镜为首选。不建议术前药物治疗,但对病变较重、估计手术困难者,术前可短暂应用 GnRH – a 3 个月,可减少盆腔充血并减小病灶大小,从而一定程度上减少手术难度,提高手术的安全性。

对卵巢子宫内膜异位囊肿者,应首选囊肿剔除术。目前的循证医学证据显示,与囊肿穿刺术及囊内壁电凝术比较,囊肿剔除术术后复发率更低,妊娠率更高。

(4)术后药物治疗:可根据病情选择一线或二线药物治疗。术后药物治疗及长期管理可有效减少卵巢子宫内膜异位囊肿和疼痛的复发。值得注意的是,药物治疗仅在治疗期间有效,停药后症状会很快再出现。

2. 不孕怎么治疗?

(1)治疗原则:①对于内异症合并不孕患者首先按照不孕的诊疗路径进行全面的不孕症检查,排除其他不孕因素;②单纯药物治疗对自然妊娠无效;③腹腔镜是首选的手术治疗方式。手术需要评估内异症的类型、分期及 EFI(子宫内膜异位症生育评分),可评估内异症病变的严重程度并评估不孕的预后,根据 EFI 评分给予患者生育指导;④年轻、轻中度内异症、EFI 评分高者,术后可期待自然妊娠 6 个月,并给予生育指导;EFI 评分低、有高危因素者(年龄在 35 岁以上、不孕年限超过 3 年,尤其是原发性不孕者;重度内异症、盆腔粘连、病灶切除不彻底者;输卵管不通者),应积极行辅助生殖技术助孕。助孕前应使用 GnRH – a 预处理,通常应用 3 ~ 6 个月;⑤复发型内异症或卵巢储备功能下降者,建议首选辅助生殖技术治疗。

（2）辅助生殖技术治疗:包括超促排卵（COH）-宫腔内人工授精（IUI）、IVF-ET（体外受精-胚胎移植）,根据患者的具体情况选择。

3. 附件囊肿如何治疗?

（1）附件囊肿最大直径小于4cm:附件囊肿的影像学检查不能明确囊肿性质,最大直径小于4cm的附件囊肿亦可能为卵巢非赘生性囊肿（如滤泡囊肿或黄体囊肿）,若未能排除卵巢非赘生性囊肿时,宜短期随访或可口服短效避孕药3个月。若附件囊肿无变化或增大,则以腹腔镜或开腹手术为宜。

（2）附件囊肿最大直径大于等于4cm:手术治疗为主。目的是明确诊断及进行临床分期,清楚异位内膜病灶及囊肿,分离粘连及恢复正常解剖结构,治疗不孕,缓解和治疗疼痛。可以选择经腹或腹腔镜途径,腹腔镜为首选。

手术方式包括:①病灶切除:多用于年轻、有生育要求;②子宫切除术:多用于rAFS分期Ⅲ期、Ⅳ期、症状重且无生育要求的45岁以下、希望保留卵巢内分泌功能者;③子宫及双附件切除:适合45岁以上、症状重或者复发经保守手术或药物治疗无效者。

4. 深部浸润型内异症（deep infiltrating endometriosis,DIE）如何治疗?

（1）DIE主要特点:①典型的临床症状如痛经、性交痛、排便痛和CPP;侵犯结肠、直肠、输尿管及膀胱等,引起胃肠道及泌尿系统相关症状;②体征:阴道后穹窿或子宫后方触痛结节;③病灶分布:大部分DIE病灶位于后盆腔,累及宫骶韧带、子宫直肠陷凹和阴道直肠隔。

（2）诊断:根据DIE的临床症状和体征可以做出初步诊断,组织病理学结果是确诊的依据。MRI检查对DIE的诊断价值较高,经直肠超声检查诊断直肠DIE具有较高的敏感性和特异性。

（3）手术治疗指征:①疼痛症状,药物治疗无效;②合并卵巢子宫内膜异位囊肿和（或）不孕;③侵犯肠道、输尿管等器官致梗阻或功能障碍。对年轻、需要保留生育功能的患者,以保守性病灶切除术为主,保留子宫和双侧附件。对年龄大、无生育要求,或者病情重特别是复发的患者,可以采取子宫切除或子宫及双侧附件切除术。

手术决策时,要权衡手术安全性与手术效果。

第七节 子宫内膜异位症的术后治疗与预后

1. 内异症复发或未治愈怎么办?

复发指内异症经手术和(或)药物治疗症状缓解后,临床症状再次出现,且恢复至治疗前水平或加重或者再次出现子宫内膜异位囊肿。

(1)治疗原则:基本遵循初治的原则,但应个体化。

(2)子宫内膜异位囊肿的治疗:年轻需要保留生育功能者,可进行手术或超声引导下穿刺术,术后药物治疗或辅助生殖技术治疗。年龄较大或者影像学检查提示囊内有实性部分或有明显血流者,以手术为宜。

(3)痛经的治疗:手术治疗后复发,可先用药物治疗,仍无效,应考虑手术。如年龄较大、无生育要求且症状重者,可考虑行子宫切除或子宫及双侧附件切除术。

(4)合并不孕的治疗:如合并子宫内膜异位囊肿,首选超声引导下穿刺术,予 GnRH – a 3~6 个月后进行 IVF – ET。反复手术可能进一步降低卵巢储备功能,有卵巢功能早衰的风险。复发者 IVF – ET 的妊娠率是再次手术后妊娠率的 2 倍(分别为 40%、20%)。未合并子宫内膜异位囊肿者,予 GnRH – a 3~6 个月后进行 IVF – ET。

2. 内异症恶变怎么办?

内异症恶变率约为 1%,主要恶变部位在卵巢,多称为内异症相关的卵巢恶性肿瘤(EAOC),其他部位如阴道直肠隔、腹壁或会阴切口内异症恶变较少。目前的研究表明,内异症增加卵巢上皮性癌(卵巢癌)如卵巢子宫内膜样癌和透明细胞癌的风险,但不增加卵巢高级别浆液性癌及黏液性癌的风险。

3. 怎么知道是内异症恶变了?

Sampson 于 1925 年提出了诊断标准:①癌组织与内异症组织并存于同一病变中;②两者有组织学的相关性,有类似于子宫内膜间质的组织围绕于特征性的内膜腺体,或有陈旧性出血;③排除其他原发性肿瘤的存在,或癌组织发生于内异症病灶而不是从其他部位浸润转移而来。

1953 年,Scott 又补充了第④条诊断标准:有内异症向恶性移行的形态学证据,或良性内异症组织与恶性肿瘤组织相连接。

4. 内异症有癌前病变吗?

不典型内异症:属于组织病理学诊断,可能是内异症的癌前病变。不典型内异症指异位内膜腺上皮的不典型或核异型性改变,但未突破基底膜。

诊断标准:异位内膜腺上皮细胞核深染或淡染、苍白,伴有中至重度异型性;核/质比例增大;细胞密集、复层或簇状突。

5. 内异症恶变前会给我们一些警示吗?

临床有以下情况应警惕内异症恶变:①绝经后内异症患者,疼痛节律改变;②卵巢囊肿过大,直径大于 10cm;③影像学检查发现卵巢囊肿内部实性或乳头状结构,彩超检查病灶血流丰富,阻力低;④血清 CA125 水平过高大于200kU/L(除外感染或子宫腺肌病)。

6. 内异症恶变的治疗及预防是什么?

(1)治疗:EAOC 治疗应循卵巢癌的治疗原则。由于 EAOC 发病年龄较轻,期别较早,预后较非 EAOC 要好。

(2)预防:重视内异症的早期诊断和治疗是防止恶变的最好策略。

第八节　子宫内膜异位症的心理治疗

内异症伴随的各种疼痛症状不仅会带来身体不适,也会对生活质量和心理健康带来负面影响。因此,应在积极预防、及时治疗的基础上,使患者稳定情绪,嘱患者加强锻炼,增强体质,尽量保持开朗心情,调整生活方式,注意生活习惯,定期体检,避免内异症的复发和恶变。

女性不孕虽不是致命性疾病,但可造成家庭不和及患者心理创伤,是严重影响身心健康的医学和社会问题。因此,明确病因与积极治疗对伴有不孕的内异症患者有重要意义。

第九节　子宫内膜异位症的预防

子宫内膜异位症病因不清,其组织学发生复杂,不能完全预防。根据可能的病因和流行病学结果,可以从以下几个方面进行预防。

1. 如何防止经血逆流?

及时发现并治疗引起经血逆流的疾病,如先天性生殖道畸形、闭锁、狭窄和继发性宫颈粘连、阴道狭窄等。

2. 如何药物避孕?

口服药物避孕者异位症发病风险降低,与避孕药抑制排卵、促进子宫内膜萎缩等有关。因此对有高发家族史者、容易带器妊娠者可口服药物避孕。

3. 如何防止医源性异位内膜种植?

月经期避免妇科检查。妇科或计划生育手术时尽量避免和防止宫腔内容物、内膜碎片溢入腹腔或腹壁切口。同时避免造成宫腔或宫颈损伤导致宫腔或宫颈粘连。

（刘崇东）

第六章 盆底功能障碍性疾病

1. "女性盆底功能障碍性疾病"是个什么概念?

盆底功能障碍性疾病是一组因盆腔支持结构缺陷或退化、损伤及功能障碍造成的疾病。以子宫及其膀胱和直肠脱垂为代表的盆腔器官脱垂、压力性尿失禁、生殖道损伤、性功能障碍为常见问题。

2. 女性盆底功能障碍性疾病都有哪些危害?

女性盆底功能障碍性疾病,是中老年妇女的常见病。在美国,每年行因盆底功能障碍性疾病所做的盆底手术超过 40 万例,占所有妇科手术的 40% ~ 60%。50 ~ 79 岁年龄组妇女中超过 40% 患有不同程度的盆底器官脱垂。中国协和医院的朱兰教授等报告指出大于 60 岁的妇女中盆底器官脱垂的发病率接近 25%,43% ~76% 的盆底器官脱垂患者需要手术治疗,接受手术治疗的盆底器官脱垂患者中有 1/3 需要再次手术治疗。而另一种常见的盆底功能障碍性疾病压力性尿失禁发病率在中国的发病率为 18.9%。有研究发现孕期妇女 25% ~55% 有尿失禁症状,产后 3 个月时 34.3% 的妇女主诉有压力性尿失禁症状。初产分娩后没有压力性尿失禁的妇女 5 年后压力性尿失禁的发病率为 19%,而初产后 3 个月内有压力性尿失禁妇女在 5 年后有 92% 的人仍然存在压力性尿失禁者。盆底功能障碍性疾病严重影响了中老年妇女的生活质量,并由此引发了一系列的社会、经济和心理问题,是一个在全球范围内日益受到重视的社会卫生问题。随着老年及高龄老年人口的增长,盆底功能障碍性疾病在我国 POP 的患病率必将进一步上升。对这类疾病的防治,在了解"盆底功能障碍性疾病"之前我们需要先理解什么是"盆底"。

3. "女性盆底"是个什么样的构造？

既谓"盆"便有"底"。女性骨盆,首先是由骶骨、尾骨及左右两块髋骨组成一骨架结构(图6-1)。这一骨性架构上无封顶下无底盘、周边多孔,犹如楼房建造过程中首先搭起的钢筋框架。如此这样,位于盆腔里的一些器官岂不要掉出体外？这个"骨盆"有"底"吗？回答当然的。"女性骨盆有盆底"是由多层肌肉和筋膜组成的功能结构,尿道、阴道和直肠经其贯穿而出而保持正常位置,盆底起到了重要的支托作用(图6-2,图6-3)。

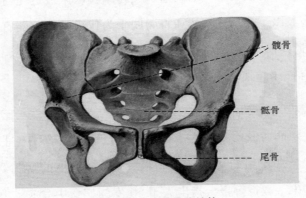

图6-1　女性骨盆结构

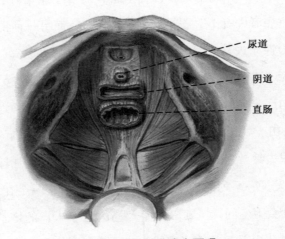

图6-2　女性盆底上面观

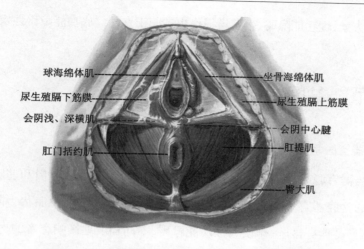

球海绵体肌————————

尿生殖膈下筋膜————————

会阴浅、深横肌————————

肛门括约肌————————

————————坐骨海绵体肌

————————尿生殖膈上筋膜

————————会阴中心腱

————————肛提肌

————————臀大肌

图 6-3　女性盆底下面观(女性会阴和尿生殖膈)

4. 女性盆底有什么样的功能？

女性盆底是一种特殊的功能结构,能允许泌尿道、生殖道和直肠通过的同时维持膀胱、子宫和直肠等各种盆腔器官于正常位置。盆底横纹肌及其分布于肌细胞间和包绕于盆底器官周围的纤维结缔组织所形成的筋膜与韧带对阴道及其毗邻盆底器官起支持作用。维持阴道紧缩度、控制排尿、控制排便、增进性快感。盆底整体理论把盆底看作为一个吊桥结构支托盆腔器官,并将盆底分为上中下三个平面以及前中后三个腔室以确定盆底缺陷的位置指导盆底重建手术的治疗。

5. 女性为什么会发生盆底功能障碍性疾病？

人类女性作为直立行走的个体,其盆底独特的解剖位置使其承受着不断变化的腹压和重力负荷,造成了盆底支持性松弛生理基础,加之先天性缺陷或损伤,妊娠与分娩、年老衰退等就叠加形成了盆底功能障碍性疾病的生理基础。

6. 有哪些女性盆底功能障碍性疾病？

女性盆底功能障碍性疾病主要包括盆底器官脱垂和女性压力性尿失禁。

此外,粪失禁、性功能障碍、生殖道损伤也被归于女性盆底功能障碍性疾病之列。

第一节　盆腔器官脱垂

1. 盆腔器官脱垂是个什么概念?

盆腔器官脱垂(pelvic organ prolapse,POP)是由于盆底肌肉和筋膜组织薄弱造成的盆腔器官下降而引发的器官位置及功能异常,主要症状为阴道口组织物脱出,可伴有排尿、排便和性功能障碍,不同程度地影响患者的生活质量。

2. 造成盆腔器官脱垂病因及危险因素有哪些?

(1)妊娠与分娩:妊娠期机体内分泌激素的变化,主要是生殖孕激素作用导致盆底支持组织松弛。妊娠增大子宫及胎儿的机械性压迫及导致盆底支持组织松弛,且易并发慢性尿潴留,产褥期产妇多喜仰卧,子宫易成后位,子宫轴与阴道轴方向一致,遇腹压增加时,子宫即沿阴道方向下降而发生脱垂。阴道分娩,尤其是难产、第二产程延长或经阴道手术助产,易造成宫颈、宫颈主韧带、子宫骶韧带和盆底肌肉的损伤,若分娩后支持组织未能恢复正常,就容易发生子宫脱垂。

(2)先天发育异常:有未产妇发生子宫脱垂者,系因生殖器官支持组织发育不良所致。

(3)营养不良:营养严重缺乏可导致肌肉萎缩、盆腔内筋膜松弛,失去对子宫的支持作用。因营养不良造成子宫脱垂者,常伴有胃下垂、腹壁松弛等症状。

(4)衰老与绝经:年老妇女特别是绝经后卵巢功能减退导致雌激素分泌减少,使盆底支持组织变得薄弱、松弛,易发生子宫脱垂,或是使原来的脱垂程度加重。

(5)慢性咳嗽、习惯性便秘、肥胖等:使腹内压力增加迫使盆底器官向下移位导致器官脱垂以及压力性尿失禁发生。

3. 盆腔器官脱垂有哪些临床表现？

　　最特异的症状是患者能看到或者感到膨大的组织器官脱出阴道口,可伴有明显下坠感,久站或劳累后症状明显,卧床休息后症状减轻,严重时脱出的器官不能回纳,可有分泌物增多、溃疡、出血等;阴道前壁膨出者可有排尿困难、活动后漏尿、尿不尽感等;阴道后壁膨出者可有便秘、排便困难等(图6-4)。

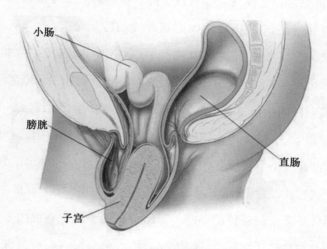

图6-4　盆腔器官脱垂

　　根据盆腔脏器脱垂的严重程度,国际上多采用盆腔器官脱垂定量分期(pelvic organ prolapse quantitation,POP-Q)分类标准。

　　0度:无脱垂。

　　Ⅰ度:脱垂脏器最远端位于处女膜平面内1cm以上。

　　Ⅱ度:脱垂脏器最远端位于处女膜平面内或外1cm之间。

　　Ⅲ度:脱垂脏器最远端位于处女膜平面外1cm以上,但小于阴道总长度。

　　Ⅳ度:脱垂脏器完全脱出阴道外,最远端超过阴道总长度。

4. 需要做哪些辅助检查来帮助诊断盆腔器官脱垂？

　　据病史以及体格检查,盆腔脏器脱垂很容易得到确诊。检查时需嘱咐患者向下屏气或加腹压,判断脱垂的最重程度,同时注意有无溃疡存在和部位及其严重程度。还要注意让患者在膀胱充盈状态下回纳脱垂的子宫和膀胱后再做咳嗽动作突然增加腹压,以观察有无隐匿性压力性尿失禁的存在,以便同时予以治疗。必要时用单页窥器压住阴道前壁,让患者向下用力观察有无肠疝或直肠膨出。借助双合诊或 B 超检查排除有无子宫或输卵管卵巢肿瘤、宫颈细胞学检查排除宫颈上皮内瘤变或宫颈癌。盆腔器官脱垂需要与下列疾病相鉴别:①尿道肿瘤:阴道前壁可由于尿道肿瘤的生长略向后凸,容易与阴道前壁脱垂混淆。但是尿道肿瘤常合并尿频、尿急、血尿等泌尿系症状,多存在尿线改变,查体可见肿物位于尿道内或尿道口周围,尿道镜及膀胱镜可明确肿物来源;②阴道壁肿瘤:可发生于阴道不同位置表现为局部凸起,肿瘤可为囊性或实性,不易推动,不易变形,除肿瘤所在部位外,其他部位阴道壁及宫颈位置正常;③子宫内翻:指子宫底部向宫腔内陷入,甚至自宫颈翻出的病变,这是一种少见而严重的并发症,多数发生在分娩期胎盘娩出时;④子宫黏膜下肌瘤:脱出于宫颈口外甚至阴道口的黏膜下肌瘤容易和子宫脱垂混淆。子宫黏膜下肌瘤的患者多有月经过多病史,肿物为实性、红色、质地韧,有蒂部与宫腔内相连,蒂部四周可触及宫颈。

5. 怎样来治疗盆腔器官脱垂?

对盆腔器官脱垂的处理可分为随诊观察、非手术治疗和手术治疗。对于无自觉症状的轻度脱垂尤其是脱垂最低点位于处女膜之上患者,可以选择随诊观察,也可以辅助非手术治疗如盆底肌肉训练等。手术治疗只适用于脱垂严重有症状的患者,包括脱垂特异性症状以及相关的排尿、排便、性功能障碍等。中重度脱垂不能耐受手术者可佩戴子宫托治疗。治疗前需要充分了解每位患者的症状及对其生活质量的影响,确定治疗目标。

(1)如何采取非手术治疗(子宫托)?

非手术治疗是所有盆腔器官脱垂患者都应该首选的一线治疗方案。通常非手术治疗用于 POP-Q Ⅰ~Ⅱ度有症状的患者、希望保留生育功能的患者、不能耐受手术或者不愿意手术治疗的重度脱垂患者。①子宫托治疗的适应证和禁忌证:子宫托治疗适用于患者不愿意手术治疗或者全身状况不能耐受手术治疗,孕期或未完成生育者,盆腔器官脱垂矫治术后复发者,术前试验性治疗。子宫托治疗的禁忌证包括:盆腔炎症性疾病急性期、阴道炎、阴道溃疡、对子宫托材料过敏,不能确保随访的患者;②子宫托应用可能出现的并发症:放置子宫托的常见并发症有阴道感染、阴道出血或局部溃疡,取出子宫托后可好转。少见的严重并发症如子宫托嵌顿,膀胱阴道瘘或直肠阴道瘘,大量阴道分泌物伴感染,甚至败血症,严重的泌尿系统并发症如肾积水和脓尿等。因此,强调在使用子宫托时一定要严密定期随访,规律摘戴。子宫托的选择应当在医生的指导下选择,遵循个体化原则;③子宫托类型的选择(图 6-5)遵循怎样的原则:子宫托类型的选择与脱垂的严重程度、阴道口的完整性及性生活需求等因素有关,大小的选择则与阴道的长度及宽度有关。子宫托合适的标准为放置后脱垂部位复位、佩戴舒适,站立做 Valsalva 动作或咳嗽时不脱落,不影响行动,不影响大小便。

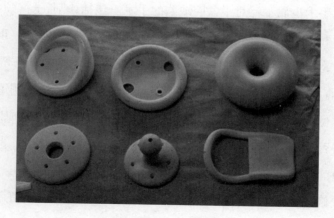

图 6-5 子宫托类型

(2)怎样采取手术治疗?

1)手术治疗的适应证:手术主要适用于非手术治疗失败或者不愿意非手

术治疗的有症状中重度盆腔器官脱垂的患者,最好为完成生育且无再生育愿望者。手术原则是修补缺陷组织,恢复解剖结构,适当、合理应用替代材料。手术途径主要有经阴道、开腹和腹腔镜3种,必要时可以联合手术。根据患者年龄,解剖缺损类型和程度,期望,是否存在下尿路、肠道和性功能障碍,以及医师本人的经验、技术等综合考虑决策。应该告知患者,即使手术治疗能达到理想的解剖复位,仍不能确保功能恢复和症状改善,甚至可能会出现新发症状。盆底重建手术时根据前盆腔缺陷、顶端缺陷及后盆腔缺陷的不同,手术大体分为以下3类。

2)手术方式:①针对中盆腔缺陷的重建手术:有阴道骶骨固定术、骶棘韧带固定术和高位宫骶韧带悬吊术。经阴道植入网片的全盆底重建术同时还能加强膀胱阴道筋膜和直肠阴道筋膜,但该类手术对性生活是否有影响目前尚无循证医学结论,故在年轻、性生活活跃的患者应慎重选择,术前即有慢性盆腔痛或性交痛的患者也不宜选择该术式。对于网片暴露、皱缩等并发症,有时处理困难,甚至无法完全解除症状。因此,对于有应用网片适应证的患者应与其充分沟通,权衡手术的获益以及网片的花费和可能面临的并发症等问题。传统的曼式手术也属于针对中盆腔缺陷的手术。包括诊刮、子宫颈部分截除、主韧带缩短和阴道前、后壁修补。主要适应证是症状性 POP – Q Ⅱ度以上伴子宫颈延长,无子宫病变,不存在重度阴道前、后壁膨出,要求保留子宫的患者;②针对前盆腔缺陷的重建手术:对于前盆腔缺陷可行传统的阴道前壁修补术和特异部位的修补术,酌情加用网片(可吸收或永久性人工合成网片)或生物补片。是否加用网片应遵循个体化原则,权衡利弊,综合考虑;③针对后盆腔缺陷的重建手术:后盆腔缺陷表现为直肠、乙状结肠或小肠膨出。传统方法为阴道后壁修补术和特异部位的修补术以及会阴体修补术。阴道后壁修补术时是否需要加用聚丙烯网片以提高治愈率目前还无定论。对于大便失禁或肛门括约肌严重缺陷者可行肛门括约肌成形术。

3)手术并发症:主要手术并发症有出血、肠道和泌尿系统损伤、网片暴露或挛缩、新发压力性尿失禁或急迫性尿失禁等。绝经后阴道黏膜萎缩者建议术后开始局部使用雌激素制剂,每周 2 次,至少半年以上。术后 3 个月内避免增加腹压及负重。禁性生活 3 个月,或者确认阴道黏膜修复完好为止。术后建议规律随访终生,及时发现复发、处理手术并发症。

6. 怎样预防盆底器官脱垂?

产后积极盆底康复使遭受妊娠与分娩松弛和损伤的盆底支持系统复原。改善不良生活方式,避免长期站立或下蹲、屏气等增加腹压的动作,避免一过性或慢性的腹腔内压力增高如排便时过分用力、慢性咳嗽或经常负重等,不可避免要负重时应采取弯曲膝盖背部挺直的正确姿势。

7. 怎样从心理上治疗盆底器官脱垂?

盆腔器官脱垂影响患者的坐立行走等活动,还常伴有排尿排便障碍,会造成抑郁或自卑心理。应积极就医,在医生指导下改良生活习惯,根据病情选择盆底康复训练、佩戴子宫托或手术治疗。

8. 如何通过康复训练及运动锻炼来治疗和预防盆底器官脱垂?

盆底肌训练(pelvic floor muscle exerclses,PFME),也称 Kegel 运动,方法简单,方便易行,可以增强薄弱的盆底肌肉力量及其增强盆底支托力,改善并预防轻、中度脱垂及其相关症状的进一步发展。方法:持续收缩盆底肌 3 秒以上后放松,每次连续进行 10 ~ 15 分钟,每日 2 ~ 3 次;或每天做 150 ~ 200 次。持续 8 周以上或更长。盆底肌训练最好是在专业人员指导下进行,对于训练效果不满意者还可辅以生物反馈治疗或电刺激等方法来增强锻炼效果。

9. 患盆底器官脱垂后如何护理?

注意内衣裤要柔软舒适、清洁卫生,防止脱垂器官受摩擦形成溃疡,睡前应将脱垂部分还纳入阴道内。佩戴子宫托者要及时更换消毒,防止子宫托长期压迫导致感染、溃疡和瘘形成。

10. 如何把握饮食营养?

保持规律足够的水分摄入并在规律的间隔时间内排空膀胱,增加膳食纤维的摄入、定时排便,使用缓泻剂避免用力排便。超重者鼓励减轻体重。

第二节　女性压力性尿失禁

女性压力性尿失禁详见第七章压力性尿失禁。

（王　宏）

第七章　压力性尿失禁

第一节　压力性尿失禁的基本知识

1. 咳嗽打喷嚏时漏尿，出门得预先找厕所位置是不是疾病？

　　这是一种疾病，医学上称之为压力性尿失禁。压力性尿失禁（SUI）表现为一些活动中如咳嗽、打喷嚏、举东西、大笑或运动中尿液自动流出。此病不仅限制了患者的活动场所，而且佩戴尿垫、异味等因素严重影响社交，至少10%～20%的女性生活质量受到影响。

2. 压力性尿失禁是常见病吗？

　　据最新数据统计，在我国女性中，尿失禁的患病率接近50%，其中约50%为压力性尿失禁。由于女性对排尿异常羞于启齿，尿失禁症状本身不会对患者生命造成威胁，所以长期以来不为患者所重视。多数有轻度及中度尿失禁症状的患者以自我忍耐为主，只有当症状加重到严重影响生活质量和社交活动时，才选择就诊，这就导致了女性压力性尿失禁患者就诊率及治疗率非常低下。

3. 尿失禁是仅见于老年人吗？

　　不是，各年龄段均可发生尿失禁。但是随着年龄增长，女性的压力性尿失禁患病率逐渐增高，高发年龄为45～55岁，可能与随着年龄的增长而出现的盆底松弛、雌激素减少和尿道括约肌退行性变等有关。

第二节 压力性尿失禁的病因及危险因素

1. 压力性尿失禁发生原因有哪些？

原因有：妊娠和阴道分娩；肥胖，慢性咳嗽，长期腹压增加如便秘；雌激素缺乏如绝经后女性；除此外还有一定遗传因素。

2. 剖宫产是否能避免此病的发生？

不能。妊娠期对盆底组织的影响大于分娩方式的影响，生育胎次、生育年龄、生产方式、出生婴儿大小与产后压力性尿失禁的发生有显著相关性。生育胎次越多，尿失禁的发生率越高；生育年龄过大者，尿失禁的发生可能性较大；经阴道分娩者较选择性剖宫产者更易发生尿失禁；剖宫产者比未生育者发生尿失禁危险性要大；出生婴儿体重大于4000g的母亲发生尿失禁的可能性明显升高。

3. 这种疾病是怎么产生的？有哪些症状提示可能有压力性尿失禁？

临床上，80%的女性压力性尿失禁伴有不同程度的膀胱膨出，50%的膀胱膨出有不同程度的压力性尿失禁。女性的盆底支持结构正常情况下，腹压增加时，压力等量地传给膀胱和尿道，不会发生尿失禁。产后和绝经导致盆底支持障碍，膀胱和尿道连接处位置下移，腹压增加时（如咳嗽、大笑、打喷嚏、奔跑时），压力仅传向膀胱，而不能传向位置下移的尿道，膀胱和尿道的压力差导致尿液就会不由自主地流出来。

4. 在看病之前需要注意哪些有意义的信息？

对于有尿频、尿急或者夜尿的患者，应注意记录每个白天及夜晚的排尿次数。另外还应明确症状出现的具体时间，摄入液体量。很多患者在晚饭后和就寝时间饮用了大量的液体，饮用液体的种类也要了解清楚。除外尿急症状，还应注意是否伴随排尿困难、血尿、性交疼痛,以及背痛等。提供正在服用药物的名称、剂量。对于围绝经期女性要详细记录激素使用情况。

第三节 压力性尿失禁的临床表现及辅助检查

1. 压力性尿失禁的临床表现有哪些?

压力性尿失禁主要表现为腹压增加时(如咳嗽、大笑、打喷嚏、奔跑时),尿液不由自主地流出来。

2. 有哪些检查可以协助诊断压力性尿失禁?

有专科检查及一些特殊检查具体如下。

专科检查指外阴部有无长期感染所引起的异味、皮疹;双合诊了解子宫位置、大小和盆底肌收缩力等;肛门指诊检查肛门括约肌肌力及有无直肠膨出。神经系统检查包括会阴感觉、球海绵体肌反射及肛门括约肌肌力的检查。

特殊检查包括初步评估:压力试验及指压试验、尿常规检查,尿常规检查阳性或存在下尿路症状者行中段尿培养检查;尿培养阳性者针对药物敏感试验进行抗生素治疗。包括工作和休息状态的 3 天排尿日记,可准确记录患者的排尿情况及尿失禁状况和次数,并可作为评价治疗效果的手段。排尿日记的内容应包括每次排尿的时间、排尿量、漏尿时间和类型。有条件可进行棉签试验和尿垫试验。

如合并有下尿道手术史,包括抗尿失禁手术失败史,伴随尿频、尿急、夜尿等膀胱过度活动症状,以及施行抗尿失禁手术前建议进行下尿道功能的特殊检查,如尿动力学检查、膀胱镜、造影等检查。

3. 既然尿失禁能够依据患者主要症状来诊断,体格检查还有意义吗?

体格检查对于尿失禁的分型及治疗具有重要的指导意义。所有的压力性尿失禁患者都应进行筛查性神经检查;如果筛查发现异常应该进行进一步的神经检查;尤其是事先没有怀疑患有精神疾患的妇女。如果出现脱垂症状,要按标准进行分期。应该评估所有盆底肌功能障碍患者盆底肌肉的张力和随意收缩力,这对于功能康复尤其重要。

4. 排尿日记能够协助诊断和治疗吗?

按照 ICS 标准,应该记录排尿的次数和每次尿量,尿失禁的次数,尿垫的使用,液体的摄取量,尿急和尿失禁的程度(每次尿失禁的量)。

根据病史和排尿日记的信息可以对液体管理的方案进行指导。对大多数妇女,推荐每日摄入液体 6~8 杯,有些人错误地认为液体摄入仅指水,并且饮用过多的液体。一些患者尽量控制液体摄入量,试图减少尿失禁;另一些患者饮食中含有咖啡因、酒精或酸性过高饮料而使症状加重。记录排尿日记并进一步进行膀胱功能锻炼对此病有一定疗效。逐步锻炼按规定时间排尿,并逐渐延长排尿的时间间隔,以逐步增加膀胱容量;用意识控制膀胱的感觉刺激,重建大脑皮质对膀胱功能的控制,将排尿次数减少为每 3~4 小时 1 次。

5. 压力性尿失禁病情有轻重之分吗?

(1)压力性尿失禁主观分三度

1)轻度:发生在咳嗽和打喷嚏时,不需使用尿垫,至少每周发作 2 次。

2)中度:发生在跑跳、快步行走等日常活动时,需要使用尿垫。

3)重度:轻微活动、平卧时体位改变时等发生尿失禁。

(2)客观的检查——尿垫试验:推荐 1 小时尿垫试验。

1)轻度:1 小时漏尿≤2g。

2)中度:2g<1 小时漏尿≤10g。

3)重度:10g<1 小时漏尿<50g。

4)极重度:1 小时漏尿≥50g。

6. 有疾病对生活质量评估的简便方式吗?

尿失禁对生活质量影响的问卷调查具体如下。

国际上建议使用以患者为主导的调查问卷,客观评价尿失禁对生活质量的影响。尿失禁对生活质量的影响,建议使用经中文验证的尿失禁对患者生活质量影响问卷调查表简版(Incontinence Impact Questionnaire – 7, IIQ – 7),此表为国际尿失禁专家委员会(The International Consultation on Incontinence, ICI)2005 年提出的,属 A 级证据。

尿失禁对患者性生活的影响,建议使用盆腔器官脱垂及尿失禁对性生活质量影响问卷调查表简版(Pelvic Organ Prolapse/Urinary Incontinence Sexual Questionnaire, PISQ – 12)。此表为 ICI 2005 年提出的,属 B 级证据。

第四节　压力性尿失禁的治疗

1. 如何治疗压力性尿失禁?

相当部分轻到中度的尿失禁患者可以通过一些诊断方法早期发现并进行简单的保守治疗。压力性尿失禁的治疗包括非手术方法和手术两大类。非手术方法更适用于较年轻的女性,或者活动后有轻微尿失禁者。这种治疗主要包括行为治疗、理疗、盆底肌肉锻炼、功能性电刺激和药物治疗。对于中重度尿失禁患者,采用手术方法治疗则更为适合。

非手术治疗是压力性尿失禁(SUI)的第一线治疗方法,也可作为手术治疗前后的辅助治疗,非手术治疗的优点是并发症少,风险较小,即使不能达到完全治愈,也能不同程度的减轻尿失禁和其他泌尿道症状。所以非手术治疗应被患者所知晓。

2. 压力性尿失禁的非手术治疗方法主要包括哪些?

(1)生活方式干预及膀胱训练

1)生活方式干预:主要包括减轻体重、戒烟、禁止饮用含咖啡因饮料、生活起居规律、避免强体力劳动、避免参加增加腹压的体育活动等。对很多妇女来说,干预生活方式可以降低压力性尿失禁的发生。

2)膀胱训练:是通过改变排尿习惯调节膀胱功能。膀胱训练的关键部分是制定排尿计划,排尿日记,并且定期与医护人员反馈,在一项膀胱训练与药物的对照研究中,膀胱训练组的临床治愈率为73%。行为训练的主要技巧在于盆底肌肉训练,改善自主控尿能力,当然,其他简单的行为治疗也能减少尿失禁,在一项随机研究中,一种简单的自助手册可平均减少43%的漏尿。

(2)盆底肌肉锻炼(PFMT):又称凯格尔运动(Kegel exercises),是指患者有意识的对盆底肌肉群进行自主性收缩锻炼,以增强尿道的阻力,从而加强控尿能力。凯格尔运动半个多世纪以来一直在尿失禁的治疗中占据重要地位,目前仍然是 SUI 最常用和有效的非手术治疗方法。

盆底肌肉锻炼的主要内容是反复进行缩紧肛门的运动,具体方法为:臀部肌肉用力,收缩肛门,坚持数到10后,由口缓缓吐气,放松。呼吸一下后,重复同样的动作,连续做 15~30 分钟为一组锻炼,每日进行 2~3 组锻炼。或者刻意不分组,自择时段每天做 150~200 次,6~8 周为 1 个疗程。训练时间至少为 6 个月。通过盆底肌锻炼,55%~67%的患者症状得到改善,30%的患者能够被治愈,患者的生活质量均有不同程度的提高。但是,尽管盆底肌肉锻炼原理简单,患者也容易接受,但能否正确掌握盆底肌肉的收缩,以及训练能否持之以恒是治疗的两个关键。

(3)盆底电刺激:盆底肌肉群的收缩包括主动运动(盆底肌肉锻炼)及被动运动。盆底电刺激后引起的肌肉收缩属于后者。随机对照试验显示,在使用电刺激治疗的患者中,50%的患者获得了完全的控尿能力或症状改善在90%以上。

(4)药物治疗:迄今为止,尚缺乏全球公认的、既有效而又无不良反应的治疗压力性尿失禁的药物。目前主要有三种药物治疗用于压力性尿失禁的治疗:α-肾上腺素能激动药、三环抗抑郁药和局部雌激素治疗。

(5)抗尿失禁子宫托,射频治疗等。

3. 怎样调整日常生活来辅助治疗此病？

可以通过以下生活方式的调整缓解症状：喝足够的水，每天小便 4~6 次。饮食要清淡，多食含纤维素丰富的食物，防止因便秘而引起的腹压增高。保持健康体重，避免便秘和抽烟。进行 Kegel 运动，注意避免收缩臀大肌和腹肌，要专注于训练阴道和肛门周围的肌肉力量。

产后不要过早负重和劳累，每天应坚持收缩肛门 5~10 分钟。平时不要憋尿，还要注意减肥，如果有产伤要及时修复。另外，产后半年内及时至医院行盆底康复治疗。

4. 有哪些药物可以辅助治疗压力性尿失禁？

治疗压力性尿失禁的另一常用方法是药物治疗，其目的是加强尿道括约肌的功能。有三类药物可加强括约肌的功能：α-肾上腺素能受体激动药、抗胆碱能药物和雌激素。

雌激素可用于治疗绝经后妇女的压力性尿失禁。雌激素具有增加尿道括约肌的张力和血供作用。有口服雌激素片剂，也有经阴道给药的外用霜剂。但是，有乳腺癌、宫颈癌的压力性尿失禁患者不应接受雌激素药物治疗。

5. 手术方式怎样选择？

在 1993 年之前，治疗 SUI 通常是开腹手术，现在较为常见的治疗方法是在尿道中间部分的下面放置一个永久性吊带。吊带的作用是当你咳嗽、打喷嚏或运动时对尿道提供支持。手术时在阴道切开一个很小的切口，吊带可以通过尿道周围很多不同的部位放置进去。

第五节　康复训练及运动锻炼

1. 盆底肌肉锻炼如何进行？

盆底肌训练是改善 SUI 症状的有效方法。有 75% 的女性在做完盆底肌训练后漏尿症状有明显改善。像其他所有的康复运动一样,经过一段时期的运动,盆底肌训练的作用会得到充分的发挥。通常表现在正常运动的 3~6 个月后症状明显缓解,盆底治疗理疗师会根据盆底功能综合评估和专门仪器指导进行运动方案的调整。

2. 有无简便易行,能够在家锻炼的装置?

在进行盆底评估后可选择阴道哑铃进行自主锻炼。阴道哑铃是放入阴道的一种重物装置,患者需努力收缩盆底肌肉以维持阴道哑铃在一定位置。阴道哑铃有着不同的重量(如 20g、40g、60g、80g、100g),每天收缩应维持 15 分钟。这种锻炼需每日 2 次,4~6 周后约 70% 女性患者的症状会有所改善。

3. 压力性尿失禁的预后如何?

对于轻度压力性尿失禁患者,加强盆底功能锻炼预后较好,约 70% 的患者症状能够缓解。严重的压力性尿失禁,药物治疗在于改善症状。有明确手术指征的情况下手术治疗有 75%~95% 的治愈率。患者有以下情况时预后会较差:有手术失败史、局部有其他病变、有全身性疾病。这些将影响正常的愈合过程或增加手术操作技术的难度。

4. 产后压力性尿失禁如何治疗?

产后压力性尿失禁主要表现为腹压突然升高(咳嗽、运动等)时发生不自主尿液溢出,此时并无逼尿肌收缩或膀胱张力增加。其发生常与妊娠分娩导致泌尿生殖器官脱垂及盆底肌功能受损有关,80% 的妇女第一次阴道分娩后的盆底组织在神经传导方面的改变在电生理学中得到证实。已经有研究表明,一些产科因素如分娩次数增加、第二产程时间过长、胎儿的体重及胎儿头围偏大、会阴切开术等均可导致盆底肌功能受损,这种损害可以是对骨盆的直接机械损害,亦可是阴部神经受损导致神经损害及神经萎缩对骨盆肌肉造成的间接损害,这些损害常是产后出现尿失禁的主要原因,常因此给产妇带来生理和心理上的痛苦。

　　盆底肌功能训练是针对盆底和膀胱颈尿道括约肌的损伤机制,起到预防和治疗女性产后压力性尿失禁的作用。女性产后进行盆底肌功能训练对促进产后盆底功能的康复和防治尿失禁的作用已得到普遍认同。

（王　宏）

第八章　异常子宫出血

异常子宫出血（AUB）是困扰育龄期妇女最常见的妇科问题之一。发病率较高，在妇女人群中的发病率为 20%～22%，在围绝经期妇女中的发病率可以达 50%。育龄期妇女月经初潮以后，每月会有规律性的正常子宫出血，也就是我们所说的月经；但是如果出现与月经不符的不规则的阴道流血，即可视为异常子宫出血。在了解异常子宫出血前，我们先对正常月经予以了解。

1. 什么是正常月经？

育龄期妇女每月子宫内膜的规律性脱落称为月经。月经具有周期性、规律性、自限性。大多数妇女的月经周期为 24～35 天。每月月经持续时间为 2～7 天，前 3 天失血较多。每个生理性月经周期平均出血量为 20～80ml。对于育龄期妇女来说，每月月经出血量少于 20ml 或者大于 80ml 被视为异常状况。但是，由于每个妇女在月经期并不会真正地对月经计量，因此，对于多数女性而言，很难精确评估月经失血量，也很难区分正常还是严重月经出血。

女性月经的调控是由下丘脑、垂体、卵巢，以及子宫的相互作用产生和调节的。大多数女性的月经周期都可以预测，但是每个月周期会因为情绪生活等因素而略有变化，特别是青春期和围绝经期的周期更加不稳定。每月的月经周期包括卵泡期和黄体期。卵泡期主要是雌激素占优势。而黄体期是排卵后黄体酮占优势，黄体期通常为 12～14 天。假如没有怀孕，黄体期结束时，受下丘脑－垂体－卵巢轴的调控，雌激素和孕激素水平下降而月经来潮。

2. 什么是异常子宫出血？

异常子宫出血是区别于正常月经而定义的，是与正常月经的周期、频率、规律性、经期长度、经期出血量任何一项不符的、源自子宫腔的异常出血。但需排除妊娠和产褥期相关出血。

异常子宫出血分为两大类9个类型。两大类,分别为"与子宫结构异常相关的出血(器质性)"和"与子宫结构异常无关的出血(功能性)"。9个类型按照英语首字母缩写为"PALM-COEIN"。每一个英语首字母缩写代表一种异常子宫出血的类型;如子宫内膜息肉所致的子宫异常出血(AUB-P)、子宫腺肌病所致子宫异常出血(AUB-A)、子宫平滑肌瘤所致子宫异常出血(AUB-L)、子宫内膜恶变和不典型增生所致子宫异常出血(AUB-M)、全身凝血相关疾病所致子宫异常出血(AUB-C)、排卵障碍相关的子宫异常出血(AUB-O)、子宫内膜局部异常所致子宫异常出血(AUB-E)、医源性子宫异常出血(AUB-I)和未分类的子宫异常出血(AUB-N)。同时异常子宫出血的9大类型即为异常子宫出血的9大病因。

3. 怎样判断异常子宫出血?

在排除妊娠情况后,与正常月经的周期频率、规律性、经期长度、经期出血量任何一项不符的、源自子宫腔出血称为异常子宫出血。在异常子宫出血中包括不规则阴道流血、月经过多、经期延长(大于7天)、月经频发(月经周期小于21天)、月经过少、月经稀发等情况。

4. 什么是不规则阴道流血?

与月经的周期频率及规律性不符的子宫出血称为"不规则阴道流血"。也就是在正常月经来潮以外的阴道流血。例如:某女性,月经周期是28天,经期7天,但是当正常经期结束,在下一次月经来潮前又出现的子宫出血,即可称为不规则阴道流血。这种情况的阴道流血,量可多可少,持续时间可长可短。

5. 什么是月经过多?

每个生理性月经周期平均出血量为20~80ml。如果某一女性生理周期的出血量超过 80ml 即可认为月经过多。但每次月经期很难准确计量,因此,我们认为如果月经期间使用超过 30 片正常型号的卫生巾(至少更换时湿透每片的 1/2 以上),考虑月经量过多。月经过多往往引起贫血,需要临床处理。

6. 什么是经期延长?

女性每月月经持续时间为 2~7 天,如果月经持续时间超过 7 天,称为经期延长。

7. 什么是月经频发?

大多数妇女的月经周期为 22~40 天,如果月经周期短于 21 天,两次月经间隔时间缩短,称为月经频发。

8. 什么是月经稀发?

与月经频发相对应的是月经稀发。月经稀发是指月经周期超过 40 天,月经稀发往往存在生殖内分泌因素或者排卵因素。

9. 什么是月经过少?

每个生理性月经周期出血量至少为 20ml,月经期失血量少于 20ml 称为月经过少。

10. 异常子宫出血就医时可能需要做哪些检查?

首先,采集病史对评估治疗异常子宫出血十分重要。需要提供给医生近 3 个月月经的发生时间、间隔时间、经期长度、经量多少,以及非经期是否有不规则阴道流血。因为女性对自身的月经变化非常敏感,往往间隔时间、持续时间及经量略有变异就可能会有所担心,但很多时候并未达到异常子宫出血的诊断标准,无须特别处理。异常子宫出血的诊断需要进行详细的病史询问、仔细的体格检查、适当的实验室检查和影像学检查,并且要考虑与年龄有关的因素,从而进行鉴别诊断。同时在提供子宫出血情况时,还应该关注其他部位的出血(比如鼻出血、牙龈出血、频繁出现淤伤),尤其是青少年的急性出血、成人的慢性经期严重出血和贫血。

除此之外,相关身体状况及合并症也应当提及(如甲状腺疾病、高血压、肾脏疾病、厌食症或暴食症、精神病和其他一些慢性疾病)。很多内外科疾病也可能导致卵巢功能紊乱,引起异常子宫出血。还需要关注家族史和妇产科病史(如出血性疾病、凝血障碍)。有些药物也可导致异常子宫出血(如激素、抗凝剂或溶纤维蛋白药、精神药品等),如果有服用此类药物的情况,一定要注意是否是药物情况引起的异常子宫出血。

体格检查的结果也对异常子宫出血的诊断有所帮助。查体时需要检查甲状腺的情况,了解有无甲状腺疾病(甲状腺结节、甲状腺肿)、是否有高泌乳素血症(乳溢症),以及多囊卵巢综合征(PCOS)(痤疮、多毛)。检查是否有出血性疾病的体征,包括淤点、鼻出血和淤斑。同时,相应的妇科查体对诊断非常重要,要进行阴道检查及双合诊检查,妇科查体可以对创伤、外部或内部阴道或宫颈病变、感染和子宫增大进行评估,以明确诊断。

在进行病史和体格检查的基础上,还需要进行必要的实验室检查。最基本评估包括血常规检查、凝血功能检查和妊娠试验。其他实验室检查还取决于全身检查情况、妇科检查情况,包括子宫颈细胞学检查。影像学方面的检查,最基本的是要进行子宫双附件超声检查,超声检查可以经腹或经阴道进行,了解子宫内膜的情况,是否有子宫的器质性病变,超声检查简单、无创,应用方便。子宫内膜的异常情况包括子宫内膜厚度的异常,子宫内膜回声的异常,借以协助诊断子宫内膜病变,包括子宫内膜的息肉、增生等。子宫肌层异常最常见的情况包括子宫平滑肌瘤或子宫内膜异位症。

对于可疑子宫内膜病变的可以进行子宫内膜活检。特别是年龄大于45岁的患者,如果出现月经量多、月经持续时间长、不规则阴道流血等情况首先要做的检查是子宫内膜活检。但如果异常子宫出血药物治疗无效或超声检查显示子宫内膜异常增厚的妇女,即使年龄小于45岁,也应行子宫内膜活检。子宫内膜活检的方法有诊断性刮宫术,宫腔镜检查＋子宫内膜活检术,子宫内膜取样器行子宫内膜活检术。

另外,宫腔镜检查也可以诊断子宫内膜病变。宫腔镜检查通过使用一种细小内镜从阴道进入子宫,因此可以直接看到子宫腔内情况。宫腔镜可用于诊断子宫内膜息肉、平滑肌瘤和其他子宫内膜异常。宫腔镜检查时可以同时取宫腔内病变组织及子宫内膜活检以明确诊断。

11. 如果出现异常子宫出血如何进行治疗?

异常子宫出血根据病因不同,具体的治疗方法也不同,因此在治疗方面需要根据不同的病因而进行异常子宫出血的治疗。

12. 对子宫内膜息肉(AUB－P)引起的异常子宫出血如何治疗?

异常子宫出血原因中21%～39%为子宫内膜息肉,子宫内膜息肉可单发或多发。特别是中年后,肥胖、高血压、使用他莫昔芬(其他名称:三苯氧胺)的妇女更容易出现子宫内膜息肉。70%～90%的子宫内膜息肉有异常子宫出血,表现为月经间期不规则阴道流血、排卵期出血、月经过多。

对于子宫内膜息肉,直径小于1cm的息肉若无症状,1年内自然消失率约27%,恶变率低,可观察随诊。对体积较大、有症状的息肉可以进行宫腔镜下息肉摘除及刮宫。子宫内膜息肉宫腔镜下息肉摘除术,术后复发风险3.7%～10.0%;对已完成生育或近期不愿生育者可考虑使用短效口服避孕药或左炔诺孕酮宫内缓释系统(曼月乐)以减少复发风险。对于无生育要求、多次复发者,也可以行子宫内膜去除术。

13. 对子宫腺肌症(AUB－A)引起的异常子宫出血如何治疗?

子宫腺肌症可分为弥漫型及局限型(即为子宫腺肌瘤),主要表现为月经过多和经期延长,部分患者可有不规则阴道流血及不孕症。子宫腺肌症多数患者有痛经,并进行性加重。临床上可根据典型症状及体征、血CA125水平增高、盆腔超声检查做出初步诊断。子宫腺肌症的治疗视患者年龄、症状、有无生育要求决定,分药物治疗和手术治疗。对症状较轻、不愿手术者可试用短效口服避孕药、促性腺激素释放激素激动药(GnRH－a)治疗 3～6 个月,但停药后症状会复发,复发后还可再次用药。近期无生育要求也可放置左炔诺孕酮宫内缓释系统(曼月乐环 LNG－IUS);对子宫大小大于孕 8 周大小者可考虑 GnRH－a 与 LNG－IUS 联合应用。年轻、有生育要求者可用 GnRH－a 治疗 3～6 个月之后酌情给予辅助生殖技术治疗。无生育要求、症状重、年龄大或药物治疗无效者可行子宫全切除术。有生育要求、子宫腺肌瘤患者可考虑局部病灶切除＋GnRH－a 治疗后再给予辅助生殖技术治疗。

14. 对子宫肌瘤 AUB－L 引起的异常子宫出血如何治疗?

　　子宫平滑肌瘤可分为黏膜下肌瘤、肌壁间肌瘤、浆膜下肌瘤。黏膜下肌瘤因为影响宫腔形态,最可能引起异常子宫出血。肌壁间子宫肌瘤可无症状,仅在查体时发现,但也常表现为经期延长或月经过多。黏膜下肌瘤引起的异常子宫出血较严重,通常可经盆腔超声、宫腔镜检查发现。治疗方案决定于患者年龄、症状严重程度、肌瘤大小、数目、位置和有无生育要求等因素来决定。异常子宫出血合并黏膜下肌瘤的妇女,宫腔镜或联合腹腔镜肌瘤剔除术来进行治疗。对以月经过多为主、已完成生育的妇女 LNG－IUS 可缓解症状。有生育要求的妇女可采用 GnRH－a、米非司酮治疗 3～6 个月,待肌瘤缩小和出血症状改善后自然妊娠或辅助生殖技术治疗。对严重影响宫腔形态的子宫肌瘤可采用宫腔镜、腹腔镜或开腹肌瘤剔除术。但这些治疗后肌瘤都可能复发,完成生育后视症状、肿瘤大小、生长速度等因素酌情考虑其他治疗方式。对于无生育要求的子宫肌瘤患者,如果出现子宫肌瘤引起的异常子宫出血,也可行子宫内膜去除术或者子宫切除术治疗。

15. 对子宫内膜非典型增生和恶变 AUB－M 引起的异常子宫出血如何治疗?

　　子宫内膜非典型增生和恶变是异常子宫出血中较少见的原因,但必须要高度重视的一个病因。子宫内膜非典型增生是癌前病变,癌变率为 8%～

29%。子宫内膜非典型增生常见于高雌激素的状态,如多囊卵巢综合征(P-COS)、肥胖、使用他莫昔芬的患者,也可以见于有排卵而黄体功能不足者。子宫内膜非典型增生主要表现为不规则子宫出血,月经量多,可与月经稀发交替发生。确诊需行子宫内膜活检病理检查。对于年龄大于 45 岁、长期不规则子宫出血、有子宫内膜癌高危因素(如高血压、肥胖、糖尿病等)、B 超提示子宫内膜过度增厚回声不均匀、药物治疗效果不显著者应行诊刮并行病理检查,有条件者首选宫腔镜直视下活检。

子宫内膜非典型增生的处理需根据内膜病变轻重、患者年龄及有无生育要求选择不同的治疗方案。年龄大于 40 岁、无生育要求的患者建议行子宫切除术。对年轻、有生育要求的患者,经全面评估和充分咨询后也可采用全周期连续高效合成孕激素行子宫内膜萎缩治疗,如甲羟孕酮、甲地孕酮等,3 ~ 6 个月后行诊刮。如内膜病变未逆转应继续增加剂量,3 ~ 6 个月后再复查。有生育要求的患者如果子宫内膜不典型增生消失则停用孕激素后积极给予辅助生殖技术治疗。在使用孕激素的同时,应对子宫内膜增生的高危因素,如肥胖、胰岛素抵抗同时治疗。

子宫内膜恶性肿瘤诊治详见子宫内膜癌的治疗章节。

16. 对凝血功能异常 AUB – C 引起的异常子宫出血如何治疗?

很多血液系统疾病多会引起凝血功能障碍而引起异常子宫出血。血液系统的疾病包括再生障碍性贫血、各类型白血病、各种凝血因子异常、各种原因造成的血小板减少等全身性凝血功能异常。凝血功能异常主要表现为月经过多,也可有不规则阴道流血和经期延长等。还有些育龄期妇女由于血栓性疾病、肾透析或放置心脏支架后必须终生抗凝治疗,因而抗凝药物的使用时出现凝血功能异常,从而造成月经过多,发生异常子宫出血。

治疗应与血液科和其他相关科室共同协商,原则上应以血液疾病治疗措施为主,妇科协助控制月经出血。妇科首选药物治疗,主要措施为大剂量高效合成孕激素子宫内膜萎缩治疗,也可加用丙酸睾酮减轻盆腔器官充血。另外,氨甲环酸、短效口服避孕药也可能会控制子宫出血。药物治疗失败或原发病无治愈可能时,可在血液系统疾病控制良好、改善全身状况后行手术治疗。手术治疗包括子宫内膜去除术和子宫全切除术。

17. 对排卵障碍 AUB－O 引起的异常子宫出血如何治疗?

排卵障碍多见于青春期或者围绝经期,排卵障碍包括稀发排卵、无排卵及黄体功能不足。主要由于下丘脑－垂体－卵巢轴功能异常引起,也可因多囊卵巢综合征、肥胖、高催乳素血症、甲状腺疾病等引起。排卵功能障碍引起的AUB－O 常表现为不规律的月经,经量可以增多或减少,经期长度、月经周期、规律性均可异常,有时还会引起大出血和重度贫血。

诊断无排卵最常用的方法是基础体温测定(BBT)、估计下次月经前 5～9 天(相当于黄体中期)血孕酮水平测定。同时应在早卵泡期测定血 LH、FSH、催乳素(PRL)、雌二醇(E_2)、睾酮(T)、促甲状腺素(TSH)水平,以了解无排卵的病因。

排卵障碍引起的异常子宫出血治疗原则是出血期止血并纠正贫血,血止后调整周期。同时预防子宫内膜增生和异常子宫出血复发,如有生育要求者促排卵治疗。止血的方法包括使用孕激素子宫内膜萎缩法、大剂量雌激素子宫内膜修复法、短效口服避孕药和诊断性刮宫。辅助止血还可以使用氨甲环酸等。子宫出血止血后需要调整月经周期,具体方法可以后半期孕激素治疗,青春期及生育年龄患者宜选用天然或接近天然的孕激素(如地屈孕酮),有利于卵巢轴功能的建立或恢复。也可以按照月经周期使用短效口服避孕药,此方法更适合于有避孕要求的妇女。对已完成生育或近 1 年无生育计划者可放置 LNG－IUS,不仅可减少无排卵患者的出血量,也可以预防子宫内膜增生。对于已完成生育、药物治疗无效或有禁忌证的患者可考虑子宫内膜切除术或切除子宫进行治疗。对于有生育要求的患者,可以使用促排卵治疗。

18. 对子宫内膜原因 AUB – E 引起的异常子宫出血如何治疗？

如果异常子宫出血发生在有规律且有排卵的周期，特别是经详细检查未发现其他原因，这种异常子宫出血也可能是原发于子宫内膜局部异常所致。子宫内膜原因引起的患者仅表现为异常子宫出血，如仅是月经过多，可能为调节子宫内膜局部凝血纤溶功能的机制异常；也有些不规则出血或经期延长，这可能是子宫内膜修复的分子机制异常，包括子宫内膜炎症、感染、炎性反应异常和子宫内膜血管生成异常导致的。

目前尚无特异方法可以诊断子宫内膜局部异常，主要基于在有排卵月经的基础上排除其他明确异常后而确定。对此类功能性疾病引起的月经过多，建议可先行药物治疗，药物治疗顺序为：①宫内缓释的左炔诺孕酮系统 LNG – IUS，适合于近 1 年以上无生育要求者；②氨甲环酸抗纤溶治疗或非甾体类抗炎药（NSAID），可用于不愿或不能使用激素治疗或想尽快妊娠者；③短效口服避孕药；④孕激素子宫内膜萎缩治疗。诊断性刮宫术可用于紧急止血及病理检查。对于无生育要求者，可以考虑保守性手术，如子宫内膜去除术。

19. 对医源性因素 AUB – I 引起的异常子宫出血如何治疗？

医源性因素 AUB – I 指使用雌孕激素、放置宫内节育器或服用可能含雌激素的中药保健品等因素而引起的异常子宫出血。激素治疗过程中可出现非预期的子宫出血，是 AUB – I 的主要原因之一。这可能与所用的雌、孕激素使用比例不当有关。避孕药的漏服则可以引起撤退性出血。放置宫内节育器引起经期延长可能与局部前列腺素生成过多或纤溶亢进有关；首次应用 LNG – IUS 或皮下埋置剂的妇女 6 个月内也常会发生异常子宫出血。某些躯体疾病使用利福平、抗惊厥药及抗生素等也易导致 AUB – I 的发生。

在 AUB – I 的诊断上，需要通过仔细询问用药历史、分析服药与出血的相关联系后确定。为明确诊断必要时应用宫腔镜检查，排除其他病因。有关口服避孕药引起的出血，首先应排除漏服，治疗上强调规律服用；若无漏服可通过增加雌激素剂量改善出血。因放置宫内节育器所致的异常子宫出血,治疗首选抗纤溶药物。应用曼月乐 LNG – IUS 或皮下埋置剂引起的出血可对症处理或期待治疗,同时做好放置前、放置后咨询。

20. 对未分类的异常子宫出血 AUB – N 如何治疗?

异常子宫出血的个别患者可能与其他罕见的病因有关,如子宫动静脉畸形、剖宫产术后子宫瘢痕憩室、子宫肌层肥大等,但有些因素目前尚缺乏完善的检查手段作为诊断依据;也可能存在某些尚未明确的因素。目前暂将这些因素归于"未分类(AUB – N)"。

子宫动静脉畸形所致异常子宫出血的病因有先天性或获得性(子宫创伤、剖宫产术后等),多表现为突然出现的大量子宫出血。在诊断上首选经阴道多普勒超声检查、子宫血管造影检查,其他辅助诊断方法有盆腔 CT 及盆腔 MRI 检查。在治疗上,有生育要求的患者,出血量不多时可采用口服避孕药或期待疗法;但对于出血严重的患者,在维持生命体征平稳的基础上,尽早采用选择性子宫动脉血管栓塞术止血。无生育要求的患者,可采用子宫内膜去除术或者子宫切除术。

剖宫产术后子宫瘢痕憩室所致异常子宫出血常表现为经期延长或者月经间期的不规则阴道流血。常用的诊断方法为经阴道超声检查、盆腔 MRI 检查或宫腔镜检查。在治疗上,无生育要求者使用短效口服避孕药治疗,可缩短出血时间;在药物治疗效果不佳时,可考虑手术治疗。对于有生育要求者,孕前应充分告知有剖宫产瘢痕妊娠及妊娠期子宫破裂风险。剖宫产瘢痕憩室的手术治疗包括宫腔镜下、腹腔镜下、开腹或经阴道行剖宫产子宫切口憩室及周围瘢痕切除和修补术。

（王素美）

第九章　多囊卵巢综合征

第一节　多囊卵巢综合征的基本知识

1. 什么是多囊卵巢综合征?

多囊卵巢综合征(poly cystic ovary syndrome,PCOS)是一种青春期和育龄期女性最常见的内分泌和代谢功能紊乱的疾病,临床上以慢性无排卵、高雄激素血症及超声下卵巢呈多囊性改变为特征,常伴有胰岛素抵抗和肥胖。因Stein 和 Leventhal 于 1935 年首先报道,故又称 Stein – Leventhal 综合征。

2. 多囊卵巢综合征的患病情况如何?

PCOS 在各个地区或国家的患病率略有差异,目前国外报道 PCOS 发病率整体为 5% ~10% ,而国内近期的流行病学研究报告提出 PCOS 在中国妇女中的发病率为 5.61% ,但在不孕症患者人群中达到 30% ~40% ,在排卵障碍引起的不孕症患者中更是达到 75% 左右。说明 PCOS 是引起排卵异常型不孕症的最主要原因。

3. 多囊卵巢综合征的高发年龄是什么?

青春期和育龄期女性为高发年龄,孕前曾患 PCOS 的女性产后亦高发 P-COS。

4. 下丘脑 – 垂体 – 卵巢轴是什么? 所分泌激素是什么及激素分泌特点是什么?

下丘脑 – 垂体 – 卵巢轴是一个完整而协调的神经内分泌系统,它的每个环节均有其独特的神经内分泌功能,并且互相调节、互相影响。下丘脑又称丘脑下部,位于大脑腹面、丘脑的下方,是调节内脏活动和内分泌活动的较高级神经中枢所在。下丘脑可分泌多种激素,其中作用于 HPO 轴的主要激素为促性腺激素释放激素,呈脉冲式释放。垂体位于丘脑下部的腹侧,为一卵圆形小体,可分为腺垂体和神经垂体两大部分。其中腺垂体受下丘脑分泌的促性腺激素释放激素的调控,可分泌黄体生成素和促卵泡激素,血中两种激素的浓度也呈现脉冲式波动。黄体生成素和促卵泡激素再作用于卵巢,使卵巢产生周期性变化,分泌不同水平雌孕激素,进而影响子宫内膜,形成规律月经。但是,这三个不同分泌层次的激素之间存在正负反馈机制,可以相互影响,形成复杂的调控网络。

5. 什么是代谢综合征?

代谢综合征(metabolic syndrome,MS)是指人体的蛋白质、脂肪、糖类等物质发生代谢紊乱的病理状态,是一组复杂的代谢紊乱综合征,是导致糖尿病心脑血管疾病的危险因素。主要特点是多种代谢紊乱集于一身,如肥胖、高血糖、高血压、血脂异常、高尿酸、高脂肪肝发生率和高胰岛素血症等,这些代谢紊乱是心、脑血管疾病以及糖尿病的病理基础。可造成多种疾病增加,如高血压、冠心病、脑卒中。30% ~ 50% 的 PCOS 患者合并 MS,合并 MS 的患者远期发生高血压、冠心病和糖尿病的比例明显增加。

6. 什么是胰岛素抵抗和高胰岛素血症?

胰岛素是由胰岛 β 细胞分泌的一种蛋白质激素,是体内唯一能降低血糖的激素。胰岛素抵抗是指由于胰岛素促进葡萄糖摄取和利用的效率下降,机体代偿性的分泌过多胰岛素,以维持血糖的稳定而出现的高胰岛素血症。高胰岛素血症说明胰岛素调节糖代谢的能力仍处于代偿状态。胰岛素抵抗常出现在代谢综合征、糖尿病和 PCOS 患者中。其中 PCOS 患者中胰岛素抵抗的发生率为 50% ~ 70% 。研究已经证实,高胰岛素血症可引起高雄激素血症,高雄激素又可刺激胰岛 β 细胞分泌更多胰岛素,从而形成 PCOS 病理生理变化中的一个恶性循环环节。

7. 什么是糖耐量受损?

糖耐量受损即糖调节受损,是糖尿病前期的预兆,主要包括空腹血糖受损和糖耐量减低。空腹血糖受损是指空腹血糖 ≥6.1mmol/L 且 <7.0mmol/L,而糖负荷后 2 小时血糖 <7.8mmol/L;糖耐量减低是指空腹血糖 <7.0mmol/L,而糖负荷后 2 小时 ≥7.8mmol/L 且 <11.1mmol/L。

8. 是肥胖导致了胰岛素抵抗吗?

由于堆积在腹壁和大网膜的脂肪堆积上的脂肪细胞表面的胰岛素受体数目较少,对胰岛素不敏感,为维持体内正常血糖浓度,胰腺代偿性分泌更多胰岛素,另外,游离脂肪酸进入循环增多,可抑制肝糖原的利用,造成肝内胰岛素的抵抗,因此肥胖人群更易出现胰岛素抵抗。

但是对于 PCOS 患者来说,高雄激素本身还可降低外周组织对葡萄糖的利用,造成葡萄糖增多的假象,从而刺激胰岛分泌胰岛素增多,形成高胰岛素血症。因此,在多囊卵巢综合征患者中,胰岛素抵抗并不完全是由于肥胖引起的,但在某种程度上肥胖加重了胰岛素抵抗的现象。

9. 什么是正常月经?

月经指有规律、周期性的子宫出血。这种出血是卵巢内卵泡成熟、排卵和黄体形成,卵巢分泌雌、孕激素的周期性变化,子宫内膜从增生期到分泌期变化,所引起的周期性子宫出血。规律月经的建立是生殖功能成熟的主要标志。正常月经的特点包括:月经周期:24~35 天,经期:2~7 天,经量:20~80ml,经期无明显不适。

10. 什么是月经稀发和闭经?

月经稀发是指月经周期 ≥35 天及每年 ≥3 个月不排卵者;闭经是指停经时间 ≥6 个月或者 3 个以往月经周期。本质均为稀发排卵或无排卵。

11. 什么是基础体温？基础体温的特点是什么？

人体处在清醒而又非常安静，不受肌肉活动、精神紧张、食物及环境温度等因素影响时的状态叫作"基础状态"，基础状态下的体温，就叫作"基础体温"，通常在早晨起床前测定。女性的基础体温随月经周期而变动，在卵泡期内体温较低，排卵日最低，排卵后升高 $0.3 \sim 0.6℃$。

12. 什么是排卵障碍型不孕症？

不孕症是指正常性生活，未避孕未怀孕 1 年的夫妻。排卵障碍占不孕妇女的 $20\% \sim 25\%$。主要为无排卵及临床表现主要为月经不规则，甚至闭经，周期短于 26 天或长于 32 天提示有排卵异常。病史还可反映多毛症、男性化、溢乳及雌激素过少等内分泌病紊乱的信号。1993 年世界卫生组织（WHO）制定了无排卵的分类标准，共分为三大类。WHO Ⅰ 型（低促性腺激素性无排卵）、WHO Ⅱ 型（正常促性腺激素性无排卵）、WHO Ⅲ 型（高促性腺激素性无排卵）。WHO Ⅰ 型：包括下丘脑闭经（压力、减重、锻炼、神经性厌食及其他）、Kallmann 综合征（促性腺激素释放激素前体细胞移行异常）和促性腺激素缺陷等。典型的表现是低促性腺激素性腺功能减退：FSH 低、E_2 低而泌乳素和甲状腺素正常。WHO Ⅱ 型：临床上所碰到的大部分患者。即具有正常促性腺激素的卵巢功能紊乱，伴有不同程度的无排卵或月经稀发。包括 PCOS、卵泡膜细胞增生症和 HAIRAN 综合征（多毛、无排卵、胰岛素抵抗和黑棘皮症）。典型表现是：FSH、E_2 和泌乳素正常，但 LH/FSH 常异常升高。WHO Ⅲ 型：患者主要是终末器官的缺陷或抵抗，表现为高促性腺激素性腺功能减退，包括卵巢早衰和性腺发育不全（卵巢抵抗）。典型表现为 FSH 及 LH 升高，低 E_2。这类患者的特点是对诱发排卵的反应差，卵巢功能已减退。

13. 多囊卵巢综合征的远期危害有哪些？

PCOS 具有异质性，不能治愈和进行性发展的特点。如果不积极干预，患者病情可能发展，出现远期危害，导致代谢综合征，糖代谢异常导致糖尿病，脂代谢异常导致心血管疾病,长期的雌激素刺激可能发展为子宫内膜癌和乳腺癌。

第二节　多囊卵巢综合征的病因及危险因素

1. 为什么会得多囊卵巢综合征?

多囊卵巢综合征目前病因不明,一般认为与下丘脑－垂体－卵巢轴功能失调、肾上腺功能紊乱、遗传、代谢等因素有关。研究表明,本病存在家族聚集性,同卵双胞胎的发病率明显高于非同卵双胞胎。但遗传因素仅表明其具有一定的易感性,并不代表一定会发病。62% 的 PCOS 患者起病于月经初潮,而实际上 PCOS 的更早期的预示可能出现在儿童晚期(6～7 岁)肾上腺功能初现时。肾上腺启动后,主要表现为血中的脱氢表雄酮、硫酸脱氢表雄酮和雄烯二酮增加。因此,也有学者认为本病的发病是由于"肾上腺功能初现亢进"。肾上腺功能初现亢进即雄激素水平过高可引起 GnRH 过度分泌,引起 LH 与 FSH 水平失衡,阻碍卵巢卵泡的正常发育,易引发 PCOS。虽然肾上腺功能初现的调控因素不明,但与体重有一定关系,体重越重,发育越早。

2. 为什么多囊卵巢综合征的发病率越来越高?

PCOS 的病因虽然不明,虽与遗传易感性密不可分,但也离不开环境因素等的共同作用。第一,与环境内分泌干扰物质的接触增多有关,如使用过催熟剂、催红剂的瓜果蔬菜,食用过激素饲料喂养的家禽肉等,均可能干扰正常人体内激素的合成、分泌及代谢过程;第二,生活习惯的改变,久坐,缺乏锻炼,能量消耗过少,增加肥胖的概率。另外,作息不规律、熬夜晚睡等对机体的内分泌和免疫系统均不利;第三,饮食习惯不良,高热量、高油脂、高盐饮食占高比例,蔬菜瓜果摄入严重不足;第四,精神压力增加,生活节奏加快,工作压力增加,机体可长期处于慢性应激状态,导致皮质醇长期增高,出现血糖增加,食欲增加等。长期的紧张压力使肾上腺皮质功能亢进,抑制下丘脑功能,也可影响机体的生殖功能。

3. 哪些人群容易患多囊卵巢综合征?

月经失调或者是初潮后 2～3 年仍未建立规律月经周期的患者,如同时存在以下情况,需要警惕是否患有 PCOS 可能。①家族史:高血压、糖尿病、肥胖、母亲伴有高雄激素表现的月经失调等;②既往史:低出生体重或巨大儿、早产儿;性早熟病史,如乳房发育过早、阴毛出现早、初潮年龄提前等;③体征:超重或肥胖,尤其是青春期前肥胖史;上唇、下颌、腹部、小腿、乳晕旁毛发增多、增粗,反复严重的痤疮;颈后、皮肤皱褶、指关节及皮肤发黑或黑棘皮症等。

4. 高胰岛素血症和高雄激素血症哪个先出现?

高胰岛素血症和高雄激素血症是相互独立又相互影响的病理环节,哪个先出现目前学术界还未有定论,但作为 PCOS 病理生理中的一个恶性循环,从哪个环节打断循环均可改善病情。因此,对于存在高胰岛素血症或者高雄激素血症的女性,均需要提高 PCOS 疾病的早期预防意识,可通过调整生活方式、控制体重等进行早期干预,防止 PCOS 的发生。

5. 多囊卵巢是怎样形成的? 高雄激素血症是因还是果?

在 PCOS 患者中,高雄激素是一系列病理生理变化的主要动因。增高的雄激素可以在脂肪、肌肉等外周组织内转化为生物活性较低的雌酮,长期低水平雌激素的刺激可导致中枢分泌调控失调,外周血中黄体生成素升高,而促卵泡激素相对较低或正常低限,较低水平的促卵泡激素可刺激小卵泡生长、发育,但不能使其达到成熟并排卵,因此处于不同发育阶段的小卵泡不断积累,排列在卵巢皮质内,在临床超声显示为典型的项链样征象。这些不能成熟及排卵的小卵泡相继闭锁后成为卵巢皮质的一部分,在较高的黄体生成素刺激下,分泌更多的雄激素,从而形成了 PCOS 一个重要的恶性循环。因此卵巢的多囊样变是雄激素增高导致长期无排卵的结果,但随着疾病的不断进展,又成为疾病进一步发展的原因,因果转化的过程,形成恶性循环。

6. 体型消瘦的女性一定不会患多囊卵巢综合征吗?

虽然肥胖是 PCOS 的高危因素,但并不是肥胖女性一定患 PCOS,反之也不是所有 PCOS 患者都有肥胖症。因此,只要存在月经稀发或闭经的女性,尤其是同时合并存在高雄表现的需要警惕 PCOS 的可能。

第三节　多囊卵巢综合征的临床表现

1. 多囊卵巢综合征有哪些表现?

PCOS 是一种异质性的疾病,临床表现多种多样,但最主要以及诊断的依据包括以下三个方面:一是无排卵或稀发排卵,主要表现为月经的异常,月经失调常在初潮后即出现,若初潮后 2 年仍未建立规则的月经应及早诊治;二是雄激素增高,是 PCOS 的核心变化,多见痤疮、多毛及脂溢性脱发;三是卵巢多囊样改变,卵巢体积增大,卵巢被膜增厚,皮质内 2～9mm 的小卵泡数超过 12 个以上,如项链样排列在卵巢内。另外,尚有一些常见而非诊断必需的临床表现包括高胰岛素血症、肥胖、不孕、流产、血脂异常等。

2. 无排卵月经失调有哪些表现?

月经周期紊乱,少于 26 天或多于 32 天;月经中期阴道分泌物无黏稠变化;月经经期长短不一;经量不定或增多,甚至大量出血。

3. 月经周期正常就一定有排卵吗?

通常情况下,月经周期正常会被误认为一定有排卵,但有些病理情况下,如子宫内膜异位症、PCOS 等疾病导致的卵泡黄素化未破裂综合征,会出现无排卵而周期正常的月经,甚至双相体温。这种情况不易发现,一般在不孕或流产后就医才发现排卵异常。因此,育龄期尤其是备孕女性需要注意自己的月经情况,包括周期规律、月经量中等,经前轻微乳房饱满、稍胀不适,月经中期透明黏稠白带,经期轻微腹部不适或腰酸等。

4. 多囊卵巢综合征患者痤疮的特点是什么?

痤疮是一种慢性毛囊皮脂腺炎症,PCOS 患者的痤疮多发于面部、前胸和后背,常连续 3 个月以上,迁延不愈。

5. 多囊卵巢综合征患者多毛的特点是什么?

PCOS 患者的多毛较多表现为性毛增多,主要生长于面部、下腹部、大腿前部、胸部、乳房、耻骨区和腋窝等部位。

6. 多囊卵巢综合征患者皮肤的改变,黑棘皮症是什么?

黑棘皮症被认为是胰岛素抵抗的标志性皮肤改变,主要表现为腋窝、颈部、外阴、肛周、乳房下、指关节、皮肤皱褶处的皮下组织增生,皮肤过度角化,并有色素沉着,表现为灰色或棕黑色天鹅绒样,表面稍有凸起的皮肤病损,其临床表现与胰岛素抵抗的程度正相关。而在 PCOS 患者中虽然表现不那么典型,似皮肤未洗净的感觉,多见于颈部皱褶及指关节等处。

7. 多囊卵巢综合征患者肥胖的特点是什么?

PCOS 患者的肥胖多以雄激素增高引起的中心性的肥胖为特点,即脂肪堆积在躯体的中心部位,以上腹部为主,也称为男性肥胖、苹果型肥胖。正常女性的肥胖特点是脂肪聚集在躯体的下部,如下腹部、臀部和大腿部分,形成特有的梨形肥胖,这些部位贮存的脂肪对胰岛素都很敏感,产生的脂肪酸对代谢的不利影响也较小,因此引起糖尿病和冠心病的可能性也较小。而中心性肥胖所聚集的脂肪,对胰岛素不敏感,并释放更多的三酰甘油,易造成对心血管系统、血脂代谢等方面的不利影响,PCOS 患者随着腹围的增加,其高胰岛素血症和胰岛素抵抗的现象更明显,这种肥胖特点会加重高胰岛素血症,使病情进一步进展。

第四节　多囊卵巢综合征的辅助检查

1. 什么时候验血合适？有什么注意事项？

针对 PCOS 患者有条件的可以检测的临床血液项目包括：性激素、生化全项、胰岛素释放实验等。性激素检测包括：雌激素、孕激素、黄体生成素、促卵泡激素、泌乳素、总睾酮及游离睾酮。了解患者基础的激素水平及卵巢的储备功能，需要在月经来潮的第 3～第 5 天检测，若患者闭经，可在黄体酮或人工周期撤血后月经来潮的相同时间检测，也可随时检测激素水平，寻找闭经原因。检测前一晚需要清淡饮食，避免同房及剧烈运动，检测时间最好选择在上午 10 点左右，检测前需要静坐休息半小时。

2. 什么是多囊卵巢？与多囊卵巢综合征是一回事吗？

多囊卵巢是指超声提示的卵巢内卵泡数量增多，呈项链样分布，是一种体征而不是疾病。一般认为是卵巢长期持续无排卵而形成的结果。正常情况下，8%～25% 正常女性，14% 服用避孕药的女性卵巢呈现典型的多囊样改变，另外，反复使用促排卵药物的患者也有可能出现卵巢多囊样改变。因此多囊卵巢不等于多囊卵巢综合征，而仅属于诊断多囊卵巢的一个非充分条件。

3. 什么是多囊样改变？

多囊样改变是超声检查对卵巢形态的一种描述。PCOS 患者超声适宜采用经阴道超声，更准确测量卵巢的大小及卵泡的数目及大小。PCO 通常是指一侧或双侧卵巢内直径 2～9mm 的卵泡数目 ≥12 个；或者卵巢体积 ≥10cm^3，[卵巢体积 =0.5×长径(cm)×横径(cm)×前后径(cm)]。

4. 诊断雄激素增高要做哪些血液检查？

女性雄激素的来源主要包括卵巢、肾上腺、外周组织转化等，因此多个生化指标都可用于诊断高雄激素血症。临床上常见的有睾酮、雄烯二酮、硫酸去氢表雄酮和 17 - 羟孕酮。睾酮主要来源于卵巢,雄烯二酮一半来源于卵巢,一半来源于睾酮,硫酸去氢表雄酮全部来源于肾上腺,17 - 羟孕酮也主要来源于肾上腺。还可通过检测性激素结合球蛋白来简单反映睾酮的生物活性,如果性激素结合球蛋白水平较低,说明与其结合的睾酮就少,游离睾酮就高,发挥生物活性的睾酮就多,也可判断高雄激素血症。

5. 睾酮不高也是多囊卵巢综合征吗?

除了直接检测的血中雄激素水平增高外,存在高雄激素的症状和体征也可以认为是存在高雄激素血症。由于女性雄激素来源广泛,睾酮仅为其中一个雄激素的形式,因此睾酮水平不能说明血中的雄激素水平,也可能存在其他来源的雄激素增多的情况。另外,睾酮水平不高,不代表其生物活性不高,有研究证实睾酮与雌二醇的对数比大于 0.97 也提示高雄激素血症的可能。因此,即使睾酮在正常范围内,也可能存在高雄激素血症,诊断 PCOS 还需结合患者的高雄症状及体征。

第五节 多囊卵巢综合征的诊断

1. 如何诊断胰岛素抵抗?

准确性高的方法是检测胰岛素释放水平来评估有无胰岛素抵抗,即分别在空腹服用 75g 葡萄糖后的第 30 分钟、第 60 分钟、第 120 分钟及第 180 分钟时抽血检测胰岛素水平,如果空腹胰岛素增高,高峰出现在第 120 分钟,或胰岛素高峰超过空腹时的 10 倍,第 180 分钟血胰岛素水平未恢复正常,均被认为存在胰岛素抵抗。如果是一般的筛查可以检测空腹血糖(mg/dl)/空腹胰岛素(mU/ml)比值的方法,如果此值≤4.5,提示可能存在胰岛素抵抗。

2. 如何诊断多囊卵巢综合征?

由于 PCOS 的生化特征、临床表现及发病机制的异质性,各国对 PCOS 的诊断标准不一,目前,我国采用的是 2003 年欧洲人类生殖和胚胎学会与美国生殖医学学会的专家会议推荐的标准,即鹿特丹标准:①稀发排卵或无排卵;②高雄激素的临床表现和(或)高雄激素血症;③超声表现为多囊卵巢。上述 3 条中符合 2 条,并排除其他高雄激素疾病如先天性肾上腺皮质增生症、库欣综合征、分泌雄激素的肿瘤以及外源性雄激素引起的高雄激素表现。

3. 多囊卵巢综合征的种类有哪些?

基于鹿特丹标准,PCOS 可分为四种亚型:①亚型 A:患者表现为高雄激素和稀发/无排卵,卵巢形态正常(经典型 1,OA + HA);②亚型 B:则同时具有三种特征性表型(经典型 2,OA + HA + PCO);③亚型 C:患者排卵功能正常,有规律的月经周期,但存在高雄激素和卵巢多囊样改变的证据(高雄 PCO 型,HA + PCO);④亚型 D:患者表现为稀发/无排卵和卵巢大量小卵泡堆积,其血清雄激素在正常范围内,亦无临床高雄激素表现(无排卵 PCO 型,OA + PCO)。大量研究证实不同亚型患者在代谢损害及生殖障碍方面都有不同程度的表现。无 PCO 表现者(亚型 A)代谢损害可能更严重,而雄激素正常的患者(亚型 D)则相对较轻,也有学者认为同时具有无排卵和高雄激素表型的患者(亚型 A 和亚型 B)肥胖、胰岛素抵抗和心血管疾病及糖尿病发生风险均高于其他亚型。这种高度的临床异质性给 PCOS 基础和临床相关研究均造成很大困难。

4. 肥胖的诊断标准是什么?

体重指数(BMI) = 体重(kg)/身高^2(m^2),WHO 对肥胖的定义为 BMI ≥ 25;但明显不适用于中国人,因而我国对肥胖的诊断标准是 BMI ≥ 23,①肥胖前期:BMI:23 ~ 24.9;②Ⅰ度肥胖:BMI:25 ~ 29.9;③Ⅱ度肥胖:BMI ≥ 30。

5. 中心性肥胖的诊断标准是什么?

中心性肥胖即腹型肥胖,其诊断标准是腰围≥80cm。腰围的测量方法是:被测量者的双脚分开 25～30cm,体重均匀分布在双腿上,测量位置在水平为髂前上棘与第 12 肋下缘连线的中点。测量者坐在被测者一旁,将皮尺紧贴身体,但不能压迫软组织。

6. 如何诊断代谢综合征?

2005 年国际糖尿病联盟在柏林达成了全球代谢综合征的诊断标准共识:①必须条件:中心性肥胖:腰围≥80cm;②另加以下四项中的任意两项血脂紊乱:三酰甘油≥150mg/dl;高密度脂蛋白(HDL－C)<50mg/dl;血压异常:收缩压≥130 和(或)舒张压≥85mmHg;空腹血糖增高≥5.6mmol/L 或已经确诊为糖尿病。

7. 如何诊断青春期多囊卵巢综合征?

目前,诊断青春期 PCOS 仍有争论,由于青春期独特的生理特点,完全套用成人的诊断标准是不合适的,可能造成过度诊断。目前的专家共识是:①月经初潮 2 年后仍有月经稀发或闭经;②高雄激素的临床表现:持续痤疮或严重的多毛;③高雄激素血症:血浆睾酮水平升高或 LH/FSH 比值升高;④胰岛素抵抗/高胰岛素血症:黑棘皮症、中心性肥胖或糖耐量受损;⑤超声提示多囊样改变。以上 5 条需要满足 4 条。

8. 如何区别正常青春期与青春期多囊卵巢综合征?

青春期生理变化与 PCOS 的病理变化有相似之处,并有一定的关联性,青春期高雄激素、高胰岛素状态的持续及亢进,可能导致 PCOS 的发生。正常青春期也可出现痤疮、肥胖、月经失调等现象,与 PCOS 的临床表现多有交叉,因而不仅青春期 PCOS 的诊断有争议,正常青春期与青春期 PCOS 的区别也无定论。一般认为青春期 PCOS 的 LH/FSH 的比例增高,除外胰岛素抵抗之外,部分患者存在糖耐量受损,而正常青春期的 LH/FSH 一般比例正常,超声下观察卵巢大小正常,卵泡数目少,6~10个,直径4~10mm,仅有胰岛素抵抗,而无糖耐量的异常。

9. 胰岛素抵抗和高胰岛素血症有什么危害?

胰岛素抵抗贯穿于糖尿病发生发展的全过程,当胰岛β细胞不能完全代偿,产生高量的胰岛素时,即出现糖耐量异常,进而发展为2型糖尿病。高胰岛素血症可将多余的营养转化为脂肪储存起来,加重肥胖的程度。另外,胰岛素抵抗可引起三酰甘油的增高,高密度脂蛋白降低,低密度脂蛋白增高等血脂紊乱。还可影响循环系统,引起高血压、血栓形成等。

10. 多囊卵巢综合征患者的远期危害是什么?

PCOS的远期并发症包括高血压、心脏病、糖尿病、子宫内膜癌及乳腺癌等。

第六节 多囊卵巢综合征的治疗

1. 多囊卵巢综合征的治疗原则是什么?

由于PCOS患者不同的年龄和治疗需求、临床表现的高度异质性,因此临床处理应该根据患者主诉、治疗需求以及代谢改变,采取个体化的对症治疗措施,以达到缓解临床症状、满足生育要求、维护健康和提高生活质量的目的。

2. 不同时期多囊卵巢综合征的治疗原则是什么?

青春期PCOS的治疗原则是以控制体重,改善多毛、痤疮等高雄激素表现,调整月经周期为主,同时预防不孕症及远期并发症的发生。生育期PCOS的治疗原则是对有生育要求的患者,降低雄激素水平,改善高胰岛素血症,调整月经周期,促进排卵和助孕;对无生育要求的患者,改变生活习惯,调整内分泌紊乱,预防远期并发症的发生,治疗上可单纯使用黄体酮治疗。生育后P-

COS 的治疗原则同育龄期无生育要求的患者。

3. 多囊卵巢综合征的治疗目的是什么？

　　PCOS 的治疗目的包括：调节月经，改善高雄激素、高胰岛素现象，恢复自主排卵，促进生育，完成生育任务，预防远期并发症，如高血压、心脏病、糖尿病及子宫内膜癌、乳腺癌及直肠癌等。

4. 多囊卵巢综合征的治疗内容主要有哪些？

　　PCOS 的治疗内容主要包括：①调整月经周期，预防子宫内膜增生；②治疗性毛过多或痤疮；③提高胰岛素敏感性；④促进生育；⑤代谢综合征的预防和治疗。

5. 多囊卵巢综合征能治好吗？

　　由于 PCOS 的病因不明，目前尚无根治 PCOS 的方法。PCOS 是集合了一组多样的、多系统的慢性内分泌紊乱，其远期危害大，因此需要提高患者的治疗意识，对患者进行长期、严密的干预、监测，从而改善不良的健康结局。

6. 如何调整月经周期？

　　PCOS 患者月经周期调整的方法有：①口服短效避孕药：主要适用于高雄表现明显或有避孕要求的患者，但需要排除空腹避孕药的禁忌证，以及对青春期女孩的充分知情同意；②周期性孕激素治疗：适用于无明显高雄激素临床和实验室表现，以及无明显胰岛素抵抗的无排卵患者，月经周期后半期单独使用孕激素，对抗雌激素的作用，诱导人工月经，预防内膜增生；③左炔诺孕酮宫内缓释系统：即曼月乐宫内节育器，可在 5 年内每天向宫腔内释放 $20\mu g$ 左炔诺孕酮，具有可靠的避孕效果，降低子宫内膜癌的风险，应用方便、安全。但不适用于未完成生育任务的女性；④雌、孕激素周期序贯治疗：应用极少，适用于单一孕激素无撤药出血反应的患者。

7. 胰岛素抵抗如何治疗？

　　提高胰岛素敏感性的重要方法是调整生活方式，减低体脂。另外，二甲双胍可有效增加胰岛素敏感性,减轻胰岛素抵抗,预防代谢综合征的发生,适用于肥胖或有胰岛素抵抗的患者。治疗 8 ~ 12 周可明显改善患者的内分泌紊乱,恢复排卵、规律月经,从而减少远期并发症的发生。

8. 多囊卵巢综合征患者能怀孕吗?

PCOS 患者自然受孕率较低,但经过规范治疗后 60% 以上可以自然受孕,部分患者通过辅助生育技术也能完成生育任务,整体妊娠率及活产率较高。

9. 多囊卵巢综合征患者促进生育的方法有哪些?

部分患者经过调整生活方式,减低体脂,调整月经周期,可恢复正常排卵,从而受孕成功。部分患者可通过促排卵药物的使用,促进卵巢排卵,完成受孕,可以选择的药物包括枸橼酸氯米芬、来曲唑、促性腺激素。若药物治疗失败,还可选择进行腹腔镜下卵巢打孔术,但需要严格掌握手术指征,不以打孔为唯一目的而进行手术。上述治疗均无效或者伴有男方精液异常、伴有输卵管损伤、重度子宫内膜异位症或年长患者可采取辅助生育技术治疗。

10. 如何判断有无排卵?

临床上及生活中的判断方法较多,较为准确的方法包括:测定基础体温;超声监测是否排卵;月经后半期黄体酮测定等,其中超声监测最为直观及准确。

11. 排卵试纸可以预测排卵吗?

正常情况下,排卵前的 36 小时左右会出现黄体生成素的高峰,并迅速下降,排卵试纸的原理是通过检测尿中黄体生成素的峰值来预测排卵。这种方法简单易行,对于排卵正常女性的指导受孕具有积极作用,但对于 PCOS 患者,可能会由于血中 LH 浓度持续高水平,缺乏峰值而出现排卵试纸的连续弱阳性;也有患者虽然检测到排卵试纸的强阳性,由于卵泡破裂障碍,出现受孕失败。因此,对于 PCOS 患者来说,单独应用排卵试纸监测排卵是基本不可行的。

12. 基础体温的测量方法是什么?

自月经周期第 1 天开始测量,于每天早晨醒后立即测试口中舌下体温 5 分钟,至少 1 个月经周期,记录在坐标纸上,并记录同房时间、白带性状等内容。测试前禁止起床、说话、大小便、进食和吸烟等活动。如有感冒、晚睡、失眠、服药等情况应备注。

13. 超声如何监测排卵?

进行卵泡监测一般开始于月经第 10 天,经阴道或肛门超声监测卵泡发育和子宫内膜情况,当卵泡直径 <10mm 时可每 3 天监测 1 次,卵泡直径 10 ~ 14mm 时隔天监测 1 次,当卵泡直径 >15mm 时每天监测 1 次,同时指导患者用排卵试纸检测,每天 3 次,直至卵泡成熟并排出。若未见卵泡排出需警惕卵泡黄素化未破裂综合征的可能。

14. 卵泡黄素化未破裂综合征的治疗方法有哪些?

当患者确诊存在卵泡黄素化未破裂综合征时,在超声系列监测卵泡达 18mm、子宫内膜厚度 >8mm 或尿 LH 阳性时,可肌内注射人绒毛膜促性腺激素 5000 ~ 10 000U 诱发排卵,嘱患者于 hCG 注射日及次日同房或宫腔内人工授精。且注意复查卵泡是否破裂,酌情给予黄体支持治疗。

15. 治疗期间可以怀孕吗?

对于有生育要求的患者,在 PCOS 治疗过程中是可以怀孕的,医生首先会考虑用药的安全性以及对胚胎的安全性,所以会选择安全性较高的药物进行治疗,如 B 类药物二甲双胍,但口服噻唑烷二酮类药物治疗胰岛素抵抗的患者建议严格避孕,待病情缓解后适时妊娠。

16. 多囊卵巢综合征患者怀孕后需要保胎吗?

研究显示 PCOS 患者妊娠后自然流产率为 20% ~70% ,远高于正常人群。异常的内分泌环境,可影响卵子的质量、子宫内膜的厚度和容受性,PCOS 患者血栓风险高可引起胎盘梗阻,影响胚胎的早期发育。因此 PCOS 患者确诊宫内妊娠后,需要保胎治疗,但目前保胎治疗没有标准治疗方案,仍在探索中。

17. 生育后多囊卵巢综合征还治疗吗?

PCOS 患者自然怀孕或经过治疗后怀孕,部分患者生育后仍坚持治疗时的生活方式,月经转为正常者可不予药物治疗;部分患者生育后不注意坚持健康的生活方式,绝大部分会再次出现 PCOS 的症状和体征,需要坚持继续治疗,预防远期并发症的发生。

18. 青春期多囊卵巢综合征患者可以等结婚再治疗吗?

PCOS 常始于青春期,其产生的病理变化可能影响整个生命过程。青春期 PCOS 治疗的意义在于:①降低因长期不排卵,雌激素水平不足所造成的第二性征发育障碍,骨量积累减少等;②减少因肥胖、痤疮、多毛等引发的心理问题,降低影响生活和学习的不良情绪;③早期治疗和干预明显降低患者未来罹患不孕、代谢综合征、子宫内膜癌等远期并发症的可能。

19. 结婚后,怀孕是否需要马上进行?

女性的生育力与年龄密切相关,35 岁以上的正常女性都会由于年龄因素相关的卵母细胞数量和质量的降低而自然受孕率明显下降,而 PCOS 患者的卵巢功能本就受损,如果已经结婚,需要抓紧时间积极备孕,才能不留遗憾。

20. 何为多囊卵巢综合征患者的手术治疗指征?

手术曾是一种治疗氯米芬抵抗的 PCOS 不孕患者的有效方法,但疗效不确定以及不持久,且可能引起卵巢、输卵管及盆腔粘连等问题,已经较少使用。手术方式为腹腔镜下卵巢打孔术,主要用于不孕或已诊断 PCOS 的患者未怀孕近期有生育要求者,因其他原因行腹腔镜手术,术中发现卵巢增大,包膜呈光滑瓷白色,表面可见多个透亮的囊性卵泡。

21. 促排卵治疗可以连续使用吗?

促排卵药物连续使用 3 ~ 6 个周期后会使体内雌激素水平下降,卵巢储备功能下降,生殖能力下降;PCOS 患者普遍存在卵巢功能偏低,更不利于卵巢功能的恢复。因此建议 PCOS 患者促排卵治疗最多连续 3 个周期即需要暂时休息了。

22. 长时间服用激素类药物有不良反应吗？会长胖吗？

任何药物的使用均会有不同程度的不良反应,但 PCOS 患者治疗过程中使用的激素类药物均为安全性非常高的药品。长期服用一般不会发生严重的不良反应,部分患者可能出现乳房疼痛、增大;头痛、偏头痛、性欲改变、情绪抑郁/改变;恶心、呕吐等胃肠道不适;多种皮肤疾病(如皮疹、结节性红斑、多形性红斑);阴道分泌物改变,眼睛不耐受隐形眼镜;以及体液潴留;体重变化;过敏反应;肝功能异常;血清三酰甘油升高等。极个别有血栓家族史的年轻女性也需警惕血栓可能。因此激素类药物治疗前需全面了解患者的病情。已有研究显示常用的短效避孕药如达英 35 长期使用,可引起患者体重增加,但此类体重增加的患者通常生活习惯改善不佳,饮食控制不良。因此也凸显了 PCOS 治疗中综合治疗的重要性,单纯药物治疗只是治标绝不治本。

23. 服用激素类药物会有依赖性吗？

患者服用激素类药物时,通常会月经规律,但停药后月经会再次紊乱,因此部分患者认为激素药物具有依赖性。但是这种观点是不正确的,激素类药物本身不具有依赖性,这种停药后病情反复是因为疾病本身并未真正痊愈,还没有到可以停药的时候,月经自然会再次紊乱。

24. 药物治疗很久了,依然没有见效怎么办？

PCOS 疾病的复杂性和难治性决定了 PCOS 治疗的周期较长,另外 PCOS 的治疗效果严重受到患者依从性的影响,需要患者积极配合治疗,改变生活习惯、降低体重、增加运动等。而且,由于卵泡发育的时间较长,通常为 1 年,即使窦前卵泡发育至成熟卵泡也需要约 3 个月的时间,因此,即便综合治疗能显示效果,也需要至少 3 个月的时间。PCOS 患者需要积极配合治疗外,有长期耐心坚持的准备,不能轻易放弃治疗。

25. 超声检查卵泡数目少了,血中检查雄激素水平降低了,是否就是痊愈了?

PCOS 经过治疗后,随着高雄激素、高胰岛素的改善,内分泌状况好转,出现排卵、妊娠,超声提示小卵泡数量减少,是治疗有效的明确证据,但只是阶段性成功,PCOS 的治疗是一个长期的坚持过程,且何时停药需要专业医生的建议。

26. 多囊卵巢综合征的停药指征是什么?

PCOS 的治疗强调长期管理,针对不同年龄及生育要求的患者停药的时机略有不同,如病情较轻,经过治疗后可恢复排卵,可再治疗 3～6 个月,随访病情变化,有生育要求者可指导受孕;如病情较重,需多种药物联合治疗者,在恢复排卵后可再治疗 1 年,并积极随访患者情况再停药,若停药后再次出现月经失调,需及时、再次规范治疗,预防远期并发症的发生。

第七节　多囊卵巢综合征的心理治疗

1. 多囊卵巢综合征患者的心理特点是什么?

与健康女性相比,PCOS 患者还常常伴有心理健康的受损,如抑郁症和焦虑、自杀倾向、身体不适感、进食障碍、性满意度下降等。既往研究报道 PCOS 患者中抑郁症的发病率为 34%～64%,因此对于 PCOS 患者,我们不仅要关注其内分泌及代谢异常,而且还要关注其心理健康。

2. 心理因素与多囊卵巢综合征的关系是什么?

心理因素可能是 PCOS 的重要诱因和导致远期并发症的重要因素。人是生物 - 心理 - 社会的复合体,心理、社会因素对人体,尤其是内分泌的影响非常重要。突然或长期的精神压抑和精神紧张、恐惧忧虑、环境改变、寒冷刺激等都可能导致神经内分泌障碍及排卵功能紊乱等。机制上是由于长期情绪紧张是肾上腺素释放激素增加,交感神经系统处于持续高张力状态,抑制性腺轴的功能,雄激素分泌更多;另外合并肥胖的患者,长期情绪紧张压抑可导致脂肪组织的脂溶作用受到抑制,造成了一系列恶性循环,从而引起卵泡生长发育障碍,加重 PCOS 病情。

3. 精神紧张会造成哪些内分泌指标异常?

精神紧张可引起多巴胺、去甲肾上腺素、5 - 羟色胺、促肾上腺皮质素释放素、促肾上腺皮质素、肾上腺皮质激素、促生长素、泌乳素、β 内啡肽以及肾素 - 血管紧张素 - 醛固酮等的分泌增加。这些激素的升高,可加重高雄激素血症和胰岛素抵抗以及代谢综合征的发生。

4. 压力大导致月经失调的机制是什么?

精神压力可以通过人体大脑向体内各个功能系统产生负面影响。过度紧张、压力过大会促使肾上腺素释放激素增加,交感神经系统处于持续高张力状态,抑制卵巢的功能,雄激素分泌更多,抑制卵泡发育成熟导致排卵障碍、月经失调。

5. 哪些方法可以帮助缓解紧张情绪?

调整心态,每周留一些时间和空间给自己,把自己放空。培养一些兴趣爱好,如合适的户外运动,多交朋友,增加集体活动;音乐、阅读、旅游等均是不错的选择。另外,充足的睡眠有助于缓解压力。

第八节 多囊卵巢综合征的康复训练及运动锻炼

1. 多囊卵巢综合征患者适合什么样的运动?

首先建议是以有氧运动为主,包括慢跑、快走、爬山、骑自行车、打球及游泳,不要做对抗性、竞争性运动。运动强度是达到最佳摄氧量,即最大摄氧量的40% ~60% ,可有效改善代谢,增强心肺功能,从而增加脂肪消耗。运动时的心率控制在 170 – 年龄(岁)以内。运动时间选择在早晨或者傍晚为宜,切忌在饥饿或饱餐后立即运动,运动时间以 30 ~60 分钟为宜。运动频率为每周3 ~4 次,肥胖者应增加次数。

2. 超重、肥胖长期治疗指南包括什么?

美国国立卫生研究院制定了关于超重、肥胖长期治疗指南:①适当节制饮食,养成良好的饮食习惯;②坚持长期有效的体育运动;③行为治疗,减轻压力,保持良好的心理状态;④行为治疗、节食与运动疗法联合治疗;⑤来自医生、家庭、配偶及肥胖患者之间的支持对于减重很重要;⑥戒烟、减少饮酒;⑦避免过度减重和短期内过度减轻体重;⑧药物减重不作为主要的减重方法;⑨手术减重不作为主要的减重方法;⑩针对不同的肥胖个体,设计不同的减重方案;⑪对于减重成功的肥胖患者应进行长期的随访观察,并鼓励患者,避免体重反弹。

第九节　多囊卵巢综合征的饮食营养

1. 多囊卵巢综合征患者的饮食注意事项有哪些?

PCOS 患者应以低脂、低糖、高蛋白质饮食为主,多食鱼虾类,猪肉、牛肉等热量高的肉类少吃,少食甜食,水果方面很甜的水果也应少吃。含糖量低的水果包括猕猴桃、梨、火龙果、柚子、杨梅等,每天食用水果控制在 200g 以内,含糖量较高的水果包括苹果、橙子、桃子、荔枝、石榴、芒果、香蕉、甜瓜、葡萄等,每天食用量控制在 100g 以内。含糖量很高,不宜食用的水果包括西瓜、甘蔗、柿饼、葡萄干、荔枝干及蜜枣等。

2. 多囊卵巢综合征肥胖者的饮食建议有哪些?

选择低糖指数的食物,尽量食用"非精致食物",如颗粒的燕麦 > 麦片粥 > 冲麦片或麦粉;糙米、五谷饭 > 白米饭 > 稀饭;水果 > 果汁;不要单吃糖类,尽量和蔬菜瓜果、蛋白质一起吃,降低吸收速度。选择低脂高蛋白的饮食,少吃含饱和脂肪酸和氢化脂肪酸食品,如猪肉、牛肉、肥肉、各种肉皮、奶油、油炸食品、中西式糕饼等。选择比较好的蛋白质来源,如鱼虾、牛奶、豆类和坚果。

3. 不胖也需要运动、控制饮食吗?

PCOS 具有明显的异质性,约有一半患者的体重指数以及腹围均在正常范围,但仍然需要运动及控制饮食。原因是这部分患者也存在一定程度的胰岛素抵抗现象。运动、饮食调整可阻断高雄激素→高胰岛素→雄激素增高的恶性循环,避免疾病的进一步发展和恶化。因此,对于不胖的 PCOS 患者仍然需要坚持锻炼及控制饮食,不但可以提高临床疗效,还可避免药物不良反应,减少远期并发症的发生。

4. 多囊卵巢综合征患者可以吃减肥药吗?

肥胖型 PCOS 应该以有效而健康的方式减肥,使体重以每月降低 2kg 的安全速度进行。最有效的方法是控制饮食量、调整饮食结果、增加运动。不宜使用减肥药进行减肥,因减肥药消耗的不只是脂肪,还有体内其他必需物质,可能影响卵巢功能,导致内分泌更加紊乱,加重病情。

5. 多囊卵巢综合征患者可以节食减肥吗?

PCOS 患者由于本身内分泌紊乱,减肥需要循序渐进,决不能操之过急,过度的节食减肥易导致营养不良,闭经,甚至卵巢早衰,严重者会造成厌食症。因此,PCOS 患者减肥不应以节食为首要方法,要采用健康、正确的饮食谱,结合适当的运动,最理想是每月减重 2kg 左右,不宜过多。

(王秋石)

第十章　不孕症

第一节　不孕症的基本知识

1. 什么是不孕症?

不孕症是一组由多种病因导致的生育障碍状态,是育龄夫妇的生殖健康不良事件。女性无避孕性生活至少 12 个月而未孕,称为不孕症(infertility),在男性则称为不育症。本文仅就女性不孕症进行阐述。

2. 我国不孕症的患病情况如何?

不孕症发病率因国家、民族和地区不同存在差别,我国不孕症发病率为10% ~ 15% 。

3. 不孕症的分类有哪些?

不孕症分为原发性不孕症和继发性不孕症。既往从未有过妊娠史,无避孕而从未妊娠者为原发性不孕;既往有过妊娠史,而后无避孕连续 12 个月未孕者,称为继发性不孕症。

第二节　不孕症的病因及危险因素

不孕症的病因分为女方因素、男方因素或不明原因。

1. 女性不孕因素有哪些?

(1)盆腔因素:约占不孕症的 35% ,包括:①子宫器质性病变:如子宫内膜息肉,子宫肌瘤和子宫内粘连。黏膜下肌瘤影响最大,体积较大的影响宫腔形态的壁间肌瘤也会对妊娠产生影响;②输卵管异常:如输卵管炎引起伞端闭锁,或输卵管黏膜被破坏,使输卵管完全阻塞或积水导致不孕;③盆腔粘连、盆腔炎症、子宫内膜异位症或结核性盆腔炎等:均可能引起局部或广泛的盆腔粘连,造成盆腔和输卵管结构破坏,改变正常环境,从而影响正常生育功能;④子宫内膜炎:有研究认为子宫内膜炎影响子宫内膜容受性,对受精卵的着床及发育不利;⑤先天性生殖道发育畸形:如子宫畸形(中膈子宫和双角子宫常见)、输卵管发育异常、先天性无阴道等可能引起不孕和流产;⑥生殖道肿瘤:与不孕关系不确定,有内分泌功能卵巢肿瘤可能造成持续无排卵可影响妊娠。

(2)排卵障碍:占不孕症的25%～35%。主要原因有:①持续性无排卵;②多囊卵巢综合征;③卵巢早衰和卵巢功能减退;④先天性性腺发育不良;⑤低促性腺激素性性腺功能不良;⑥高催乳素血症;⑦黄素化卵泡不破裂综合征等。

有些排卵障碍的病因持久存在,有些是动态变化的,不能作为唯一的、绝对的和持久的病因界定。对月经周期紊乱,年龄≥35岁,卵巢窦卵泡计数持续减少,长期不明原因不孕的夫妇,需要考虑排卵障碍的病因。

2. 男性不育因素有哪些?

(1)精液异常:性功能正常,先天或后天原因所致精液异常,表现为无精、弱精、少精、精子发育停滞、畸精症等。

(2)性功能异常:外生殖器发育不良或勃起障碍、不射精、逆行射精,使精子不能正常射入阴道内,均可造成男性不育。

(3)免疫因素:在男性生殖道免疫屏障被破坏的条件下,精子、精浆在体内产生抗精子抗体,使射出的精子产生凝集而不能穿过宫颈黏液。

3. 不明原因不孕因素有哪些?

不明原因的不孕因素占不孕症的10%～20%,是一种生育力低下的状态,可能的病因包括免疫性因素、潜在的卵母细胞质量异常、受精障碍、隐形输卵管因素、遗传缺陷等,但应用现在的检查检测手段无法确诊。

需要注意的是,要慎重诊断不明原因的不孕症,需要通过综合多种检查方法,尽可能排查各种已知不孕因素后再确诊。

第三节 不孕症的辅助检查及检查步骤

确诊为不孕症或 35 岁以上半年内自然受孕失败的女性需要进行不孕症的诊断和评估。通过男女双方全面检查找出不孕原因。

1. 男方检查及诊断包括哪些?

(1)病史采集:包括不育时间,性生活史,性交频率和时间,有无勃起和(或)射精障碍、近期相关检查及治疗经过;既往病史,治疗史,手术史;个人职业和环境暴露史,吸烟、酗酒、吸毒史,药物治疗史和家族史。

(2)体格检查:包括全身检查和专科生殖器检查。

(3)精液常规检查:是不孕症夫妇的首选的检查项目。初诊时男方一般要进行 2～3 次精液检查,以获取基线数据。

2. 女性检查包括哪些?

需要评估的重点在三个方面:月经过少或月经不调病史;有已知的或疑似的子宫、输卵管、腹膜病变或者子宫内膜异位 Ⅲ～Ⅳ 期;有已知的或疑似的配偶生育能力低下。

(1)病史采集

1)现病史:包括不孕年限,着重妇科病史(盆腔痛、盆腔炎、盆腔包块、低热、白带异常);近期心理、情绪、进食、过度运动史、泌乳、多毛、痤疮、体重改变史;近期辅助检查,治疗经过。

2)月经史,婚育史,性生活状况、避孕方法、孕产史。是否有性交痛,盆腔或腹部疼痛。

3）既往史：包括性传播疾病史；盆腔炎症性疾病史；手术史，尤其是专科手术史；结核病史；甲状腺疾病史；自身免疫疾病史；既往重病及外伤史；慢性疾病用药史；药物过敏史。

4）个人史：吸烟、酗酒、成瘾性药物、吸毒史、职业和环境暴露史、毒物接触史。

5）家族史：有无出生缺陷及流产史。

（2）体格检查：全身检查，包括体脂分布，体重－身体质量指数（BMI），乳腺及甲状腺情况，有无雄激素过多体征（多毛、痤疮、黑棘皮征等）；妇科检查，包括生殖道发育；阴道分泌物；子宫大小、性状、位置、活动度；附件包块和压痛；子宫直肠凹包块及压痛；盆腔和腹壁压痛和反跳痛；盆腔包块。

（3）女性不孕症的特殊检查

1）卵巢功能：夫妻双方不育症和女性不孕症中，排卵障碍分别占15%和40%。排卵障碍会导致明显的月经紊乱（月经稀发或闭经），最常见的原因包括多囊卵巢综合征（PCOS）、肥胖、体重过重或过轻、剧烈运动、甲状腺功能低下、高泌乳素血症等。评估排卵的方法包括：①月经史；②基础体温测定：连续测量3个月经周期的基础体温，可以大致反映排卵和黄体功能，不能作为独立诊断依据，需结合其他排卵检测；③血清孕酮（P）的检测：下一次月经来潮前一周，血清黄体酮较早卵泡期升高10~15倍提示有排卵，黄体功能正常；④黄体生成素（LH）：排卵前1~2天LH水平激增；⑤子宫内膜活检：了解子宫内膜组织的分泌情况，是评价黄体功能和诊断黄体期缺陷的金标准；⑥B超监测卵泡的发育及排卵：可观察卵泡生长情况，优势卵泡的大小和数量，卵泡是否破裂，通过黄体内部回声和道格拉斯窝积液推断卵泡排出和黄体形成情况；⑦激素水平测定：血清促甲状腺激素（TSH）和催乳素测定可确定甲状腺疾病和高泌乳素血症；这两类疾病可能需要特殊的治疗。女性闭经，通过血清卵泡刺激素（FSH）和雌二醇水平测量，可鉴别下丘脑性闭经（低或正常FSH，低雌二醇）和卵巢早衰（高FSH，低雌二醇），以确定是否需要外源性促性腺激素刺激促排卵或辅助生殖技术。

如果女性接受治疗并且成功促排卵后 3～6 个月经周期仍不能成功妊娠，则需要进一步评估后选择其他的治疗方法。

2）卵巢储备功能：卵巢储备从始基卵泡的数量和质量上反应生殖的潜力。卵巢储备功能下降（DOR）导致生育能力的降低。我们通常采用月经周期第 3 天的血清 FSH 和雌二醇测定、氯米芬兴奋试验（CCCT）、窦卵泡数（AFC）统计和苗勒管激素（AMH）浓度来评估卵巢储备的情况。任何单一一项测试结果即使较差也不意味着不能怀孕。①血清 FSH 和雌二醇测定：月经周期第 2～第 4 天血清 FSH 水平测量可反映卵巢储备。高水平（大于 10～20IU/L）可认定为受孕失败；②氯米芬兴奋试验（CCCT）：分别在氯米芬治疗前后测定血清 FSH 水平。氯米芬刺激后 FSH 浓度升高，反映卵巢储备功能降低；③窦卵泡计数：其统计双侧卵巢中直径在 2～10mm 的有两个空腔的卵泡。窦卵泡数小于 3～6 个，可认为卵巢储备功能降低；④血清苗勒管激素（AMH）水平：AMH 小于 1ng/ml 可认为卵巢储备功能降低。

3）子宫异常：可分为形态异常和功能异常，这两者都可以导致女性不孕症。子宫的评估的方法如下：①超声、3D 超声和磁共振：可检测子宫肌瘤、子宫和卵巢先天畸形；②子宫输卵管造影：包括子宫输卵管 X 线造影及子宫输卵管超声造影。可对宫腔的大小和形状进行测定，以确定是否存在发育异常以及是否存在其他原因引起的子宫病变而导致不孕；③宫腔镜：作为一种经济微创的诊断和治疗方法，对于子宫的评价起着重要的作用。可以在直视下观察子宫腔形态、内膜状况、双侧输卵管开口、子宫内病变（子宫内膜息肉、子宫黏膜下肌瘤、内突的子宫壁间肌瘤、子宫内粘连）、子宫畸形等。联合 B 超检查可以确定壁间肌瘤大小，内突情况，可以探查贴近内膜但不内突宫腔的壁间肌瘤。联合腹腔镜可以行输卵管开口处通液，了解输卵管通畅度。

4）输卵管通畅性：输卵管疾病是导致女性不孕的重要原因，需要特别注意。精确的诊断和有效的治疗需要以下多种方法：①子宫输卵管造影：输卵管造影可以观察到输卵管近端和远端的阻塞情况,显示峡部结节性输卵管炎。但近端阻塞情况需要进一步评估,需排除输卵管、子宫肌层收缩或短暂的输卵管位置改变所产生的伪影;②输卵管生理盐水氧气造影超声显像:可判断输卵管的通畅情况;③腹腔镜和输卵管通色素法:以检测输卵管近端或远端梗阻为主;④宫腔镜检查:B超辅助或腹腔镜监护下的宫腔镜下输卵管开口处插管通液术;⑤衣原体抗体检测:衣原体感染已被证明可能与输卵管疾病相关。

5)腹膜因素:如子宫内膜异位症、盆腔或附件粘连都可能会导致女性不孕。

经阴道超声检查可以发现无法识别的盆腔病变,如子宫内膜异位症。轻度子宫内膜异位症对生育的影响较小。大多数不孕的女性都是因为存在严重的附件粘连以及其他危险因素,如盆腔疼痛、中度或重度内异症、盆腔感染或手术史等。腹腔镜检查能最清楚地检查到患者的腹膜疾病症状和危险因素。

第四节　不孕症的治疗

不孕症与年龄的关系,是最重要的因素之一,选择恰当治疗方案应充分估计女性卵巢功能,生理年龄,尽量采取自然、安全、合理的方案进行治疗。

首先应该改善生活方式,对体重超重者做减重减脂的指导;对体质瘦弱者,纠正营养不良和贫血;戒烟、戒毒、不酗酒;普及性知识;普及如何自己检测排卵。

对明确病因的不孕症的治疗应根据诊断的病因进行。

1. 治疗生殖道器质性病变包括哪些?

(1)子宫病变:子宫内膜息肉、子宫肌瘤、子宫中膈、子宫内粘连等如果影响宫腔环境,干扰受精卵着床和胚胎发育,可行宫腔镜手术切除,粘连松解或矫形手术。

（2）输卵管因素不孕的治疗：①期待治疗：对男方精液指标正常，女性卵巢功能良好，不孕年限小于 3 年的年轻夫妇，可以试行期待治疗，也可以辅助中医药调整；②输卵管成形术：对输卵管不同部位阻塞或粘连，可行腹腔镜下输卵管造口术、整形术、吻合术以及输卵管子宫移植手术，以达到输卵管再通的目的。手术效果取决于伞端组织保留的完整程度。对较大的输卵管积水，目前主张切除或结扎，阻断炎性积水对子宫内膜环境造成的干扰，为辅助生殖技术创造条件。

（3）卵巢肿瘤：对有内分泌功能的卵巢肿瘤可能影响卵巢排卵，应予以切除。对性质不明的卵巢肿瘤，应尽早确诊，必要时手术探查，根据术中快速病理诊断是否进行保留生育功能的手术。

（4）子宫内膜异位症：首选腹腔镜诊断和治疗，对复发性内异症，卵巢功能减退的患者，慎重手术。对中重度 EMS 患者建议术后辅助 GnRH - a 治疗 3~6 个周期，进行试管婴儿辅助生殖。对复发性患者，根据情况考虑辅助生殖技术。

（5）生殖系统结核：活动期应行抗结核治疗，用药期间应采取避孕措施。盆腔结核多累及输卵管和子宫内膜，多数患者需借助辅助生殖技术妊娠。

2. 什么是诱发排卵？

（1）氯米芬：利用其与垂体雌激素受体结合产生的低雌激素效应，反馈性诱导内源性促性腺激素分泌，促使卵泡生长。适用于体内有一定雌激素水平和下丘脑 - 垂体轴反馈机制健全的患者。月经周期第 3~第 5 天起，每天口服 50mg（最大剂量不超过 150mg），共 5 天。用药周期 B 超检测卵泡发育，卵泡成熟后有绒促性素（hCG）5000U 肌内注射，36 小时左右可排卵。排卵后指导同房，之后用孕激素类药物进行黄体功能的加强支持。

（2）绒促性素（hCG）：结构和黄体生成素（LH）相似，常在促排卵周期卵泡成熟后，一次性肌内注射 5000U，模拟 LH 峰值，诱导卵母细胞成熟分裂和排卵发生。

（3）尿促性素（hMG）：一般剂型 75U，理论上含有 FSH 和 LH 各 75U。可促进卵泡生长发育成熟。一般于周期第 2～第 3 天起，每天或隔天肌内注射 50～150U，直至卵泡成熟。可单独使用或与氯米芬联合使用。

3. 不明原因不孕的治疗包括哪些？

对小于 30 岁的年轻夫妇，如果卵巢功能良好，可行期待治疗，不超过 3 年，如期待治疗失败，建议辅助生殖助孕技术。如果年龄大于 30 岁的夫妇，伴有卵巢功能减退，可行人工授精 3～6 个周期，如失败，建议体外授精 - 胚胎移植。

4. 辅助生殖技术包括什么？

辅助生殖技术包括人工授精、体外授精 - 胚胎移植及其他衍生技术。

第五节　不孕症的心理治疗

妇产科医生尤其是生殖专业的医生不仅要应对不孕症夫妇的心理压力，还要解决相关治疗所带来的伦理及社会问题。因此医生需要充分理解不孕症患者的心理压力，富有同情心，还要熟知各种治疗手段及相关法律法规。

不孕症的夫妇看到周围朋友亲人有了下一代，而自己没有成功妊娠。他们可能将更多的精力投入工作，以此作为未生育的借口。他们也会避免与有小孩的家庭接触，参加不涉及孩子的活动。这种情况会让不孕症夫妇变得与社会越来越孤立。而这种孤立状况可能在期待已久的孩子真正到来后产生新的问题。

夫妻中的一方心理上受到的影响通常比另一方大。常见的是男方否认自己存在问题而使女方感到气愤和痛苦。有时患者会有愧疚感，若是与前夫曾有过妊娠史，不论是否生下小孩，都会加剧愧疚感。如果女方因为既往盆腔炎、输卵管损伤病史，或者男方有过性传播疾病损害了自己的生育能力，在不孕症的就诊过程中再次提出深入探讨，可能也会带来新的愧疚感。

女性受不孕症的影响似乎与男性不同,而且治疗过程中这种差距会越来越大。很多女性认为不孕症是自己的责任,而男性常常把不孕症看成一个需要解决的问题。来自英国的一项研究发现在生殖诊所就诊 1 年的患者,只有75%会将此事告诉自己的母亲,47%的患者因为此事放弃工作。

有些药物如氯米芬、促性腺激素和促性腺激素释放激素(GnRH)激动药,也会影响心理健康。特殊的治疗也会带来新的心理问题,如使用捐赠配子引起的屈辱。

1. 什么是健康的性心理辅导?

计划怀孕的夫妇性交的频率往往低于不在意生育的夫妇,他们错误地认为:长期禁欲可以改善精子,只在围排卵期同房。女性过于关注自己的周期,记录基础体温,检测排卵状况,男方则觉得同房像是执行任务。医生应详细解释性交的最佳频率,没有必要在排卵日之前很长时间开始禁欲,在月经周期的卵泡期每 2~3 天同房一次,可以在排卵日达到满意的活动精子数,这种方法同时可以缓解每月月经中期的压力。有报道称,10%的助孕男性在月经周期有性交困难,35%的夫妇在助孕期间有性交障碍。

2. 如何应对工作?

因为去生殖专科门诊是为了怀孕,许多女性向单位或同事隐瞒自己的就诊原因,会对自己的考勤、收入有影响。医生最好在可能范围内理解患者,安排好就诊时间或次数。

3. 男方配合治疗包括什么?

男方不育症很好确诊,但可能会先拒绝检查,因此不孕症,首选的检查之一包括精液常规检查。如果排除男方因素,助孕治疗主要围绕女方,男方可能会有内疚感,应鼓励他们坦然面对内疚感并帮助对方更好地应对助孕治疗。

第六节 不孕症的预防

生育力随年龄增长而下降,这主要和女性年龄有关。随着年龄的增长,卵子质量下降,同时伴随染色体异常概率增加。有报道 19～26 岁女性的自然妊娠率是 35～39 岁的 2 倍,男性 35 岁以后生育力也在下降。

1. 什么是男性不育症?

(1)有文献报道了过去的 20～50 年,精液质量下降、尿道下裂、隐睾症和睾丸癌的发病率上升,认为可能是环境中雌激素污染物造成的。在人类的生态环境中可能蓄积许多类雌激素化学物质(有机氯杀虫剂,表面活性剂和燃烧的产物)。高动物脂肪、高蛋白和精细糖类饮食,导致内源性雌激素的增加,这可能影响男性胎儿发育。总体来看,暴露在杀虫剂和重金属(如铅)的环境下会产生有害影响,但未发现与其他职业暴露的相关性。

(2)流行性腮腺炎预防接种可以防止腮腺炎性睾丸炎的发生。

(3)若发生睾丸炎,需应用类固醇积极治疗。建议使用屏障避孕方法,预防性传播疾病。淋病可以导致不可逆的输精管梗阻。男性进行身体接触性运动时,注意防护,避免睾丸损伤。

(4)药物的影响:柳氮磺胺吡啶会造成精子生成障碍。β 受体拮抗药可能会造成阳痿。

(5)放化疗前冷冻精子。

2. 什么是女性不孕症?

(1)合适的避孕方式,避免盆腔感染。盆腔感染最常由沙眼衣原体引起,10%～30% 的女性首次感染将导致严重的输卵管损伤,三次感染可引起 50%～90% 的输卵管损伤。衣原体盆腔炎(PID)常无临床症状,难以察觉,直至因不孕症通过腹腔镜探查才发现。

各种屏障避孕方法最佳。复方避孕药通过孕激素使宫颈黏液变黏稠,抑制精子和细菌穿透,可以减少50%的PID患者入院治疗,但对性传播疾病不能进行彻底防护。使用宫内节育器者发生PID的风险较未使用者增加50%~100%,不建议未生育女性使用宫内节育器。

(2)慎重终止妊娠。有报道,子宫内粘连发生率在1次、2次、3次流产史的人群中发生率分别为6%、14%、32%。

(3)月经不规律的女性主要是否存在多囊卵巢综合征(PCOS),PCOS导致无排卵,或排卵不规律。

(4)体重过轻或过重,会使女性内分泌发生变化,影响排卵。

(5)化疗或放疗前做卵子冷冻或含有卵子的卵巢皮质低温储存。

(6)阑尾炎一旦确诊尽快手术,避免感染扩散,造成输卵管及卵巢受影响。

(7)目前未明确环境污染对女性生育力的影响。对非人类灵长类动物的研究显示二恶英可能诱导子宫内膜异位症,但未在人类上得到证实。

(彭雪冰)

下　篇

妇科常见病及
多发病专家介绍

一、华北地区

（一）北京市

郎景和

姓 名	郎景和	职 称	教授、主任医师
科 室	妇产科	现任职务	中国工程院院士 北京协和医院名誉主任
工作单位	北京协和医院		
出门诊时间	每周四下午		
参加的学术组织及任职	中国工程院院士 北京协和医院妇产科名誉主任 中华医学会妇产科分会主任委员 中国医师协会妇产科分会会长 英国皇家妇产科学会理事 美国妇产科学会荣誉理事 美国妇科内镜学会理事 欧洲妇科内镜学会理事 亚太地区妇科内镜学会主席		
学术成就	从事妇产科医疗、教学、科研50年,临床经验丰富,技术全面。对子宫内膜异位症的发病机制进行研究,提出"在位内膜决定论"和"源头治疗说";在卵巢癌淋巴转移的研究及对妇科内镜手术、宫颈癌防治、女性盆底障碍性疾病的诊治及基础研究方面均有突出贡献。获国家科技进步奖,卫生部、教育部、中华科技进步奖及北京科技奖等8项,并荣获2004年度何梁何利科技进步奖、2005年北京市劳动模范、全国五一劳动奖章及全国高校教学名师称号等。发表学术论文600余篇,主编(译)著作30部,个人专著20部		
专业特长	在妇科肿瘤、子宫内膜异位症及子宫腺肌症、妇科内镜、女性盆底功能障碍性疾病、女性生殖道畸形等领域均有卓越的成就及建树		

夏恩兰

姓　名	夏恩兰	职　称	教授
科　室	宫腔镜诊治中心	现任职务	科主任
工作单位	首都医科大学附属复兴医院		
出门诊时间	每周二全天		
参加的学术组织及任职	《国际妇产科学杂志》常务理事 《国际妇科内镜学会》终生会员		
学术成就	在国内外医学杂志发表论著245篇,主编书籍4部,主译书籍5部,编辑《宫腔镜技术系列光盘》13部,获各级科技成果奖30项,其中《宫腔镜技术的基础与临床应用研究》获2004年国家科技进步二等奖		
专业特长	妇产科、妇科内镜		

张震宇

姓　名	张震宇	职　称	教授、主任医师
科　室	妇产科	现任职务	科室主任
工作单位	首都医科大学附属北京朝阳医院		
出门诊时间	周四上午		
参加的学术 组织及任职	中华医学会妇产科学会常务委员 中华医学会妇产科分会内镜学组副组长 《中华妇产科杂志》副总编 北京医学会妇产科分会副主任委员 中国医师协会妇产科分会副会长兼总干事 北京医师协会妇产科医师分会副会长 北京医学会妇科肿瘤分会副主任委员		
学术成就	北京市学术与技术带头人,主要从事妇科肿瘤的应用基础研究与临床工作。擅长妇科肿瘤以手术为主的综合治疗 承担国家自然科研基金2项,多项国家、省部级科研项目。发表医学学术论文100余篇,SCI收录51篇		
专业特长	妇科各类肿瘤的手术治疗		

宋 磊

姓 名	宋 磊	职 称	医学博士、主任医师
科 室	妇科	现任职务	无
工作单位	解放军总医院		
出门诊时间	周二、周四下午		
参加的学术组织及任职	解放军总医院妇产科主任医师 中国医师协会妇产科分会副会长 中华医学会妇产科学会常务委员 中华医学会妇科肿瘤学会常务委员 中央军委保健委员会委员 《中华妇产科杂志》《中国实用妇产科杂志》《中国妇产科临床》《现代妇产科进展》《军医进修学院学报》《国际妇产科杂志》（中文版）等杂志编委		
学术成就	参编专著10部，发表论文70余篇。获军队医疗成果奖二等奖1项、军队科技进步三、四等奖各1项		
专业特长	擅长卵巢癌细胞减灭术，外阴癌根治术、子宫及宫颈广泛切除术等妇科恶性肿瘤手术，同时其改良的经阴道手术，如阴式广泛子宫切除手术、保留子宫的广泛宫颈切除术、阴道成形术等已形成手术系列		

冷金花

姓　名	冷金花	职　称	主任医师
科　室	妇产科	现任职务	无
工作单位	北京协和医院		
出门诊时间	周二上午、周四下午、周五上午		
参加的学术组织及任职	中国医师协会妇产科分会常务委员 中国医师协会妇产科分会内异症专业委员会主任委员 中华医学会妇产科分会妇科内镜学组副组长 卫计委妇科内镜诊疗技术专家组成员 卫计委四级内镜内镜中心主任		
学术成就	临床工作以子宫内膜异位症的诊治及妇科腹腔镜手术见长。承担及完成多项课题包括6项国家自然基金、1项科技部"十一五"支撑计划"妇科微创手术规范化诊治"的研究、2项卫生部重点学科"子宫内膜异位症和子宫腺肌症早期诊断和腹腔镜治疗的临床研究"以及"子宫内膜异位症和子宫腺肌症规范化治疗的临床研究"。2017年作为首席专家承担科技部国家重点研发项目"子宫内膜异位症发病机制及临床防治的研究" 曾获国家科技进步二等奖,北京市科学技术进步一等奖、二等奖,卫生部恩德思医学科学技术一等奖,华夏医学科技一等奖及中华医学科技三等奖。2016年获全国妇幼科技成果奖一等奖 近5年在国内外核心期刊发表学术论文百余篇		
专业特长	子宫内膜异位症,子宫腺肌症,妇科内镜手术		

朱 兰

姓 名	朱 兰	职 称	主任医师
科 室	妇产科	现任职务	妇产科副主任
工作单位	北京协和医院		
出门诊时间	周三下午、周四上午		
参加的学术组织及任职	中华医学会妇产科分会副主任委员兼秘书长 中华医学会妇产科分会妇科盆底学组组长 中国预防医学会妇女保健分会副主任委员兼盆底疾病防治学组组长 国际妇科泌尿协会学术命名委员会成员 中法盆底康复联盟主席 妇科内镜学组成员 协和学者、协和创新团队 PI 《中华妇产科杂志》副主编 《中国计划生育与妇产科杂志》主编 妇产科核心期刊《实用妇产科杂志》与《中国实用妇科与产科杂志》副主编 International urogynecology Journal 编委		
学术成就	主持已完成国家及部级课题多项,目前主持国家行业基金、自然科学基金和部级科研课题等多项。第一作者在国内、外核心专业刊物上发表论文数百余篇,通讯作者和第一作者发表 SCI 文章83篇。主编、主译《女性盆底学》等多部著作。专利6项 主持《女性盆底疾病的临床与基础研究》获2013年高校科技进步奖一等奖。主持《女性生殖道畸形矫正策略及新术式研究与应用》研究获2015年北京科技进步二等奖及华夏科技一等奖。《子宫内膜异位症的临床与基础研究》(排名第8位)获国家科技进步二等奖 卫生部中青年突贡专家,国家自然科学基金评审二审专家,中央保健特聘专家,新世纪百千万人才工程国家级人选,全国三八红旗手,国家特殊津贴获得者,全国第九届青年科技奖和中国第二届女医师五洲女子科技奖获得者		
专业特长	女性盆底疾病		

向 阳

姓　名	向　阳	职　称	教授
科　室	妇产科	现任职务	妇产科学系副主任
工作单位	北京协和医院		
出门诊时间	周一下午、周二全天		
参加的学术组织及任职	国际滋养细胞肿瘤学会执行主席 中华医学会妇科肿瘤分会副主任委员 中国医师协会妇产科分会妇科肿瘤专业委员会主任委员 中国医师协会整合医学分会妇产疾病整合专业委员会主任委员 中华医学会妇产科学分会委员 中国抗癌协会妇科肿瘤专业委员会常务委员 中国优生科学协会阴道镜和宫颈病理学分会（CSCCP）常务委员 北京医学会妇科肿瘤分会主任委员 北京医学会妇产科分会副主任委员 北京医师协会妇产科分会副会长		
学术成就	于1998年及2000年两次获得北京市科技进步二等奖，2005年及2007年两次获得中华医学科技奖，2006年获得国家科技进步二等奖，2016年获得北京市医学科技奖一等奖，2017年获得高教部科技进步二等奖、北京市科技进步二等奖、华夏医学科技奖二等奖。于2004年获得由人事部等七部委授予的"首批新世纪百千万人才工程国家级人选"称号，并享受国务院政府特殊津贴		
专业特长	主要致力于妇科良恶性肿瘤的诊断与治疗。对妇产科疑难杂症的诊治具有丰富的临床经验。擅长各类妇科肿瘤的腹腔镜手术		

王世军

姓 名	王世军	职 称	教授、主任医师
科 室	妇产科	现任职务	妇产科主任
工作单位	首都医科大学宣武医院		
出门诊时间	周三、周五上午		
参加的学术组织及任职	中国医师协会妇产科医师分会委员 中国医师协会妇产科医师分会 MINI 腹腔镜学组副组长 中国预防医学会生殖健康专业委员会常务委员 中国妇幼保健协会妇幼微创专业委员会常务委员 中国医疗保健国际交流促进会(医促会)腔镜内镜专业委员会常务委员 中国中医药研究促进会中西医结合妇产与妇幼保健分会常务委员 中国医疗保健国际交流促进会(医促会)委员 北京医学会妇产科分会常务委员 北京医学会妇科肿瘤专业委员会委员 北京医学会妇科内镜专业委员会委员 中国医疗保健国际交流促进会(医促会)委员 《中国妇产科临床杂志》编委等学术兼职 首都医科大学妇产科学系副主任		
学术成就	主持省部级课题1项,市级课题1项,院级课题2项;参加完成市级1项,院级课题2项 第一作者或通讯作者发表科研论文13篇,其中,SCI 文章2篇,核心统计源期刊文章11篇 参编著作、翻译译著共7部		
专业特长	妇科肿瘤、妇科内镜		

王建六

姓 名	王建六	职 称	教授、主任医师
科 室	妇产科	现任职务	副院长、妇产科主任
工作单位	北京大学人民医院		
出门诊时间	周四全天		
参加的学术组织及任职	中华医学会妇科肿瘤分会常务委员 中华医学会妇产科学分会委员 全国女性盆底疾病学组副组长 国家卫计委妇科内镜培训专家组副组长 中国医师协会妇产科分会委员 中国整形美容协会女性生殖整复分会会长 中国抗癌协会妇科肿瘤专业委员会常务委员 中国医药健康促进会妇产科分会副主任委员 中华预防医学会生殖健康分会副主任委员 中国优生科学协会阴道镜和宫颈病变分会副主任委员 北京市医学会妇产科专委会主任委员 北京市医师协会妇产科分会会长 中国研究型医院学会妇产科学专业委员会主任委员 担任 J of Gynecol surgery、Int J Ob & Gyn Res、J Gynecol Oncology 等国际杂志编委 《中国妇产科临床杂志》副主编 《中华妇产科杂志》《中国实用妇科与产科杂志》《实用妇产科杂志》《现代妇产科进展》《国际妇产科杂志》《妇产与遗传》《中国医刊》等杂志常务编委和编委		
学术成就	承担国家级及省部级课题26项，发表论文300余篇，获省部级科技成果8项，主编(译)专著18部 曾获霍英东基金会教师奖和卫生部优秀科研人才、吴阶平－杨森医学药学奖(2013)、科学中国人(2016)等称号		
专业特长	本人自大学毕业30年至今一直从事妇产科医、教、研工作。重点研究妇科恶性肿瘤和盆底功能障碍性疾病的诊疗工作		

王晓晔

姓　名	王晓晔	职　称	副主任医师
科　室	妇产科	现任职务	计划生育手术室负责人
工作单位	北京大学第三医院		
出门诊时间	周二下午特需门诊,周四下午及周五上午专家门诊		
参加的学术组织及任职	中华医学会计划生育分会委员 中国医师协会妇产科分会委员 中国医疗保健国际交流促进会生殖医学分会委员 中华医学会北京分会计划生育常务委员 妇幼健康研究会生育调控专业委员会常务委员 《中华生殖与避孕杂志》编委 《中国计划生育和妇产科杂志》编委 《中国生育健康杂志》审稿专家 中华预防医学会生殖健康分会委员		
学术成就	1. The Transcriptome and DNA Methylome Landscapes of Human Primordial Germ Cells. CELLS,2015,161:1437－1452(第7作者) 2. Contraceptive knowledge,attitudes and behavior about sexuality among college students in Beijing,China Chinese Mdeical Journa(第1作者) 3. 宫腔镜子宫内膜息肉切除术后口服避孕药或放置左炔诺孕酮宫内缓释系统对预防复发的作用.中国微创外科杂志,2013,13(3)(通讯作者) 4. 北大－清华生命科学联合交叉人才培育计划评价"流产干预"实施可行性及效果的随机化对照实验,负责人 5. 国家十三五课题有治疗作用的阴道避孕环的药物研发,子课题课题骨干		
专业特长	高危计划生育手术、避孕咨询及管理、宫腔镜手术		

冯力民

姓　名	冯力民	职　称	教授、主任医师
科　室	妇产科	现任职务	妇产科主任
工作单位	首都医科大学附属北京天坛医院		
出门诊时间	周一全天		
参加的学术组织及任职	北京女医师协会常务理事 白求恩基金管理委员会副主任委员 中华医学会北京妇产科学会妇科肿瘤分会常务委员 中国医疗保健国际交流促进会腔镜内镜分会常务委员 海峡两岸医药卫生交流协会海西微创无创专家委员会常务委员 中国医疗保健国家交流促进会常务委员 中国优生科学协会生殖道疾病诊治分会常务委员 北京医师协会医学科普分会常务委员 中国医师协会妇科微创委员会宫腔镜学组组长 中国妇幼协会宫腔镜学组主任委员 《中国妇产科临床》《中国微创外科》《首都医科大学学报》《国际妇产科杂志》《中国计划生育及妇产科》《中华腔镜外科杂志》等杂志的编委		
学术成就	发表专业论著、述评、综述和译文100余篇，合著专业书籍10余部，主译专业英文书籍《妇科腹腔镜及宫腔镜手术指南》《现代子宫切除术指南》，主编《妇产科临床实习攻略》《妇科疾病学》。已举办过七届天坛妇科内镜新技术论坛、十四届天坛手把手妇科内镜培训班，均为国家级继续教育项目		
专业特长	妇科微创治疗的临床观察和实验室研究		

乔杰

姓 名	乔 杰	职 称	教授、主任医师
科 室	妇产科 生殖医学中心	现任职务	北京大学第三医院院长、妇产科主任、生殖医学中心主任
工作单位	北京大学第三医院		
出门诊时间	周一下午		
参加的学术组织及任职	2018年至今,中国医师协会生殖医学专业委员会第一届委员会主任委员 2018年至今,北京医学会生殖医学分会第二届委员会第一届青年委员会主任委员 2018年至今,Huamn Reproductive Update(中文版)主编 2016年至今,《中华生殖与避孕杂志》第一届编辑委员会总编辑 2016年至今,国际生育学会联盟 IFFS 科学委员会委员 2016年至今,澳大利亚阿德莱德大学荣誉教授 2015年至今,《中国微创外科杂志》第五届编辑委员会主编		
学术成就	乔杰教授是科技部生殖与发育重大专项第一位生殖医学临床首席科学家、生殖医学界首位"长江学者"特聘教授;曾先后获得北京市医德楷模、新世纪百千万人才、国家杰出青年基金、"十一五"国家支撑项目及何梁何利基金等。2017年当选为中国工程院院士。乔杰教授团队构建了世界首个高精度重组定位女性个人遗传图谱,并绘制出人类生殖细胞和植入前胚胎发育过程转录组及 DNA 甲基化组全景图,系统解析人类配子、胚胎发育调控机制,成功建立了新的植入前胚胎遗传病诊断新方法并实现临床转化。对导致不孕的最常见疾病–多囊卵巢综合征(PCOS)卵成熟障碍、炎症和代谢异常等新机制进行了系统研究,建立代谢异常预测模型,制定出适用于中国P-COS 女性多毛标准,从而规范 PCOS 诊断。目前已以第一作者或通讯作者在 Lancet、JAMA、Cell 和 Nature 等期刊发表 SCI 文章177篇。主编《生殖工程学》等专著19部,获发明专利等6项,获国家科技进步二等奖3项、省部级一等奖3项等		
专业特长	胚胎发育机制与不孕原因初探:胚胎发育、生殖细胞发生与成熟的分子机制以及异常状态下的病理机制;辅助生殖技术的完善与新技术的探讨及安全性评估(出生后代随访、动物模型);建立新的胚胎遗传分析方法,以适应于各种单基因疾病及染色体异常;常见女性生殖内分泌疾病的发病机制与防治策略的探究		

刘 青

姓 名	刘 青	职 称	主任医师
科 室	妇科	现任职务	妇幼中心副主任
工作单位	首都医科大学附属北京佑安医院		
出门诊时间	周一、周三上午		
参加的学术组织及任职	北京医学会妇科内镜学分会第一届委员会委员 中华医学会感染病学分会产科感染和肝病专业学组委员 北京医学会围产医学分会青年委员 中国医师协会妇科内镜学分会委员		
学术成就	发表论文10余篇,SCI 收录3篇,分别发表在 human Reproduction(4.47)、The Journal of Obstetrics and Gynaecology Researc、肝脏杂志、中国微创外科杂志、中华医学遗传学杂志、中国优生与遗传杂志、北京医学等杂志上。主持及参与科研课题多项		
专业特长	传染病、肝病妇科肿瘤、子宫内膜异位症、女性不孕、AUB 等宫腹腔镜下微创诊疗,尤其肝病晚期患者 AUB 的治疗及妊娠合并各种感染性疾病的诊断和治疗,乙肝、艾滋病母婴阻断		

刘崇东

姓　名	刘崇东	职　称	教授、主任医师
科　室	妇产科	现任职务	无
工作单位	首都医科大学附属北京朝阳医院		
出门诊时间	周二、周四上午		
参加的学术组织及任职	中国医师协会妇产科分会委员 中国医师协会妇产科分会内异症专业组委员 北京医师协会激光分会妇科组副组长 《中国计划生育和妇产科杂志》编委 IJGO 及 JIMG 英文杂志中国版编委 实用妇科内分泌杂志（电子版）编委会委员 中华医学会妇产科分会、中国医师协会妇产科分会、AAGL、FIGO、亚太地区腔镜协会会员		
学术成就	从事妇产科临床工作26年，主要研究方向为子宫内膜异位症、妇科肿瘤性疾病的基础和临床研究。擅长子宫内膜异位症、妇科肿瘤的综合治疗 承担多项国家、省部级科研项目。发表医学学术论文20余篇，SCI 收录5篇		
专业特长	妇科常见病、多发病的诊断和治疗，尤其子宫内膜异位症的综合治疗		

米 鑫

姓　名	米鑫	职　称	主任医师
科　室	妇产科	现任职务	副院长、妇产科主任
工作单位	北京顺义区妇幼保健院		
出门诊时间	周一		
参加的学术组织及任职	卫生部内镜与微创专业技术全国考评委员会委员 国家卫生和计划生育委员会内镜与微创医师定期考核专家委员会 妇科内镜微创技术推广专家委员会常务委员 中国医师协会内镜分会妇科内镜与微创专业委员会委员 中国医师协会妇产科分会第三届委员会委员 中国医师协会妇产科分会能量分院专家委员会委员 中国及亚太地区微创妇科肿瘤协会专家委员会委员 中国优生科学协会阴道镜和宫颈病理学分会第一届委员（CSCCP） 北京医师协会妇产科医生分会理事 北京医学会妇产科分会委员 北京妇科内镜分会常务委员 北京计划生育分会副主任委员 北京医学会肿瘤分会委员 中国医院协会妇产医院管理分会第三届委员会委员 中国研究型医院学会妇产科学专业委员会委员 中国妇幼保健协会妇幼微创专业委员会委员 中国医药教育协会妇科专业委员会委员 郎景和院士专家工作站第二届驻站专家 白求恩基金管理委员会副主任委员 妇产与遗传杂志编辑委员会（电子版）编委 中国医师协会《医师在线内镜专刊》第一届编委会副主编 《中国实用妇产科杂志》编委会委员 欧洲避孕与生殖健康学会官方杂志《欧洲避孕与生殖健康》中文版编辑委员会委员		
学术成就	意大利锡耶纳大学访问学者；"北京百名优秀青年医师"；2次评为"北京卫生系统先进个人"。2005年获顺义区科技进步一等奖和三等奖各1项；2007年获顺义区科技进步三等奖2项；2011年获顺义区科学技术奖三等奖1项；2013年获顺义区科学技术奖二等奖1项		
专业特长	妇科肿瘤；妇科盆底；妇科微创已完成妇科微创手术12 000例		

周应芳

姓　名	周应芳	职　称	教授、主任医师
科　室	妇产科	现任职务	科副主任
工作单位	北京大学第一医院		
出门诊时间	周一上午(特需)、周二下午、周四上午		
参加的学术组织及任职	中国医药教育协会妇科专委会主任委员 北京医师协会腔镜内镜专家委员会委员 中华医学会妇产科学分会妇科内镜学组副组长 北京大学第一医院国家药品临床研究基地管理及伦理委员会委员		
学术成就	周应芳教授自1988年开始从事子宫内膜异位症和子宫腺肌病的专向研究,对子宫内膜异位症和子宫腺肌病的诊断与治疗有独到见解,在临床和基础研究中取得许多研究成果,曾获1996年度吴阶平医学奖·扬森药学奖妇产科专业三等奖,任中华妇产科杂志、实用妇产科杂志、中国妇产科临床杂志、中国微创外科杂志等10余家杂志常务编委及编委 2004—2007年主持北京市科委重大科研项目子宫内膜异位症和子宫腺肌病疼痛机制及微创治疗的专项研究;2004—2006年主持国家教委归国人员基金子宫腺肌病发病机制的研究;2004—2006年参加"十五"国家科技攻关课题子宫内膜异位症预防、诊断与治疗策略的临床研究;2008—2010年参加"十一五"科技支撑计划子课题妇科疾病现代治疗规范化研究–微创手术在妇科疾病中的规范应用。在国内外杂志发表中英文文章100余篇		
专业特长	妇科内分泌,子宫内膜异位症及子宫腺肌症的诊治,妇科微创手术		

段仙芝

姓 名	段仙芝	职 称	教授、硕士研究生导师、主任医师
科 室	妇产科	现任职务	无
工作单位	首都医科大学附属北京同仁医院		
出门诊时间	周一下午、周三上午		
参加的学术组织及任职	国务院政府特殊津贴专家 北京协和医学院肿瘤医院肿瘤研究所客座教授 中国医师协会妇产科分会副会长 中国癌症基金会理事		
学术成就	2002年赴日本东京医科大学医院进修、学习;2005年赴美国威氏康辛大学医学短期学者访问。参加多项国内外学术会议并发表论文93篇,培养研究生27名,编写《妇产科临床实践与研究》2004年发表,《妇产科临床教学》2006年发表,先后主持9项重大科研课题项目,参与10多项国际国内科研项目,在内蒙古地区12个盟市应用多种方法宫颈癌筛查20万余人,研究成果多次获得省部级科研成果奖励		
专业特长	具有全面的妇产科临床工作能力,能准确诊断和妥善处理各种妇产科疑难病症,擅长进行妇产科疑难手术。在妇科肿瘤、宫颈病变诊断和治疗、异常子宫出血、宫腔镜诊断和治疗等方面积累了丰富的临床经验。主要研究方向妇科肿瘤,肿瘤微创治疗及宫颈病变的诊断与治疗		

段 华

姓 名	段 华	职 称	教授、主任医师
科 室	妇科微创中心	现任职务	科室主任
工作单位	首都医科大学附属北京妇产医院		
出门诊时间	特需门诊:周一下午、周四上午		
参加的学术组织及任职	2015年至今,中华医学会妇产科分会秘书长 2015年至今,中华医学会妇科内镜学组副组长 2017年至今,首都医科大学妇产科学系主任 2017年至今,中国医师协会妇科内镜培训学院院长 2016年至今,中国医师协会内镜医师分会副会长 2016年至今,中国医师协会内镜医师分会妇科专业委员会主任委员 2015年至今,北京医学会妇科内镜分会主任委员 2016年至今,中华预防医学会生殖健康分会副主任委员 2014年至今,中国医师协会微无创医学专业委员会副主任委员 2016年至今,中国研究型医院学会妇产科学专业委员会副主任委员 2015年至今,北京医师协会妇产科专业委员会副会长 2012年至今,北京医学会妇产科分会副主任委员 2017年至今,北京妇产学会副会长 2015年至今,海峡两岸医药卫生交流协会海西微无创专家委员会副主任委员 2017年至今,中国抗衰老促进会医学美容专业委员副主任委员 2017年至今,中国抗衰老促进会医学美容专业委员女性器官整复学组组长 2017年至今,北京女医师协会妇产专业委员会常务委员 《Obstetrics&Gynecology》中文版(妇科)主编 《中国微创外科杂志》《中国计划生育和妇产科》副主编 《中华妇产科杂志》《中国实用妇科与产科杂志》《中国妇产科临床杂志》《实用妇产科杂志》《中国妇幼保健杂志》《中国妇产科网》《继续医学教育杂志》中文版和《医学信息手术学分册》等多家核心期刊编委和常务编委		

学术成就	长期从事妇产科临床医疗和基础研究,在微创诊治妇科常见病、多发病、疑难杂症,以及诊治妇科肿瘤、不孕不育和保留女性生理/生育功能等方面,具有扎实的理论基础和丰富的临床经验。享受国务院政府特殊津贴,国家卫计委突出贡献中青年专家。曾荣获中国内镜杰出领袖奖、北京市卫生系统"十"层次人才、先进工作者、百名优秀青年医师及金牌好医生称号 1. 承担多项国家级、省部级重大项目　主持首批《国家临床重点专科建设项目》《北京市临床医学重点专业项目》;承担《国家自然科学基金》《北京市自然科学基金》《首都卫生发展科研专项项目》;参与《国家"十一五"攻关课题》《卫生行业科研专项基金》等重大课题及国家级、省部级科研项目,先后获国家、北京市科技进步奖,中国妇幼健康、北京医学科技成果奖等 主编妇科微创专著《微创妇科全真手术》《妇科手术图解》及国家内镜诊疗技术临床应用规范化培训系列教材《妇科内镜诊疗技术》等3部、参编18部;在国内核心期刊和全国性学术会议上发表学术论文180余篇,并入选《中国期刊高被引指数》高被引作者名单 2. 主笔与参编行业诊疗指南　主笔撰写《宫腔镜治疗规范》和《宫腔粘连临床诊疗中国专家共识》,首次形成子宫腔疾病规范化诊治通用的行业性标准;参与《妇科腹腔镜诊治规范》《关于女性生殖器官畸形统一命名和定义的中国专家共识》《预防妇产科手术后盆腹腔粘连的中国专家共识(2015)》《国家临床重点专科评价标准体系草案(妇科)》《妇科代表性疾病与诊疗技术草案》等制定,在引领专业发展,带动学术进步,做出了积极努力 3. 致力于人才培养与学术发展　常年举办全国性学术会议及专业学术论坛,培养了来自全国各地学员,与此同时,主持及参与《妇科内镜诊疗技术管理规范》《妇科内镜四级手术标准》《妇科四级内镜培训基地建设大纲》等行业管理规范制定
专业特长	擅长妇科常见病及疑难病症的微创伤诊断与治疗,在各类异常子宫出血、子宫肌瘤、卵巢肿瘤、子宫内膜异位症及腺肌病、不孕不育、生殖道畸形、宫腔粘连、宫颈癌前期病变、子宫内膜癌、子宫脱垂、阴道前后壁膨出以及压力性尿失禁等诊治中具有丰富经验。擅长经宫腔镜、腹腔镜及经阴道手术治疗各类妇科疾病

郭红燕

姓　名	郭红燕	职　称	主任医师
科　室	妇产科	现任职务	妇产科副主任、妇科主任
工作单位	北京大学第三医院		
出门诊时间	每周一全天、周四上午		
参加的学术组织及任职	北京大学妇产科学系副主任 北京大学第三医院临床流行病学教研室副主任 中华医学会妇科肿瘤分会委员 中国抗癌协会妇科专业委员会委员 中华医学会妇产科分会腔镜学组委员 ASCCP(中国阴道镜宫颈病变协会)常务委员 北京医学会妇科肿瘤分会常务委员 北京医师协会妇科内镜组常务委员 中华医学会妇科内镜组常务委员 医促会妇产科分会等多个协会的常务委员 北京市海淀区两癌筛查宫颈癌小组组长 《实用妇产科杂志》《中国微创外科杂志》《中国妇产科临床》《Journal of minimally invasive Gynecology》等多个期刊的常务编委和编委		
学术成就	妇科恶性肿瘤综合治疗,特别擅长微创治疗,保留生育功能的治疗,延长患者存活率及改善生活质量;卵巢癌的耐药与干细胞研究;卵巢癌的早期诊断;新技术的开拓与创新;子宫内膜异位症疼痛综合治疗;慢性盆腔痛规范诊疗的建立及探索;申请国家自然科学基金等省部级项目,与北京大学多项关于肿瘤基础和临床研究相关的科研基金。发表学术论文80余篇,SCI收录20余篇。获得多项科研基金的资助		
专业特长	妇科肿瘤及子宫内膜异位症和慢性盆腔疼痛的综合诊治		

翟建军

姓　名	翟建军	职　称	教授
科　室	妇产科	现任职务	科室主任
工作单位	首都医科大学附属北京同仁医院		
出门诊时间	周一上午南区、周三上午西区		
参加的学术组织及任职	中国医师协会妇产科分会常务委员 北京妇产科学会常务委员 中国医促会微创外科分会常务委员 中国致公党医疗卫生专委会委员 北京医学会妇科肿瘤学会委员		
学术成就	主编出版专著妇产科学等4部 发表文章30余篇 获选北京亦庄经济开发区新创人才		
专业特长	妇科肿瘤,微创手术		

（二）天津市

薛凤霞

姓 名	薛凤霞	职 称	教授
科 室	妇产科	现任职务	科主任
工作单位	天津医科大学总医院		
出门诊时间	周二上午		
参加的学术组织及任职	中华医学会妇产科分会常务委员 中国医师协会妇产科分会常务委员 天津市医师协会妇产科医师分会会长 中国优生科学协会生殖道疾病诊治分会主任委员 中国优生科学协会阴道镜和宫颈病理学分会（CSCCP）副主任委员 中华医学会妇科肿瘤学分会委员 中华医学会妇产科分会感染性疾病协作组副组长 《中华妇产科杂志》等多种核心期刊及全国高等医药院校规划教材《妇产科学》编委 《国际生殖健康/计划生育杂志》执行主编		
学术成就	多年来致力于妇科肿瘤的临床与基础研究、女性生殖道感染的临床与基础研究。承担本科生、硕士生、博士生及国际学院留学生的妇产科教学工作，参加全国高等医学院校教材《妇产科学》五年制5～9版、七年制及八年制等的编写。承担国家自然科学基金、教育部及天津市科委课题多项，发表中英文论著200余篇，其中 SCI 收录50余篇。相关科研成果获天津市科技进步一等奖1项，二等奖2项，三等奖2项。华夏医学科技二等奖1项。曾先后荣获天津市"九五"立功先进个人、天津市"十五"立功先进个人、天津市科技创新明星、天津市优秀留学回国人员、天津市五一劳动奖章等荣誉称号		
专业特长	擅长妇科肿瘤及女性生殖道感染的诊治；在妇科肿瘤的综合治疗、妇科疑难病例及女性生殖道感染性疾病的诊治方面经验丰富		

（三）河北省

黄向华

姓 名	黄向华	职 称	教授、主任医师
科 室	妇产科	现任职务	主任
工作单位	河北医科大学第二医院		
出门诊时间	周四		
参加的学术组织及任职	中华医学会妇产科分会委员 中国医师协会妇产科医师分会委员 中华医学会妇产科分会盆底学组委员 河北省医学会妇产科分会主任委员 河北省医师协会妇产科医师分会候任主任委员 河北省妇产科质量管理与控制中心主任 河北省抗癌协会妇科肿瘤分会及河北省医学会妇科肿瘤分会副主任委员		
学术成就	河北医科大学学术带头人，International Urogynecology Journal 及 Tissue Engineering and Regenerative Medicine 审稿人，《中华妇产科杂志》《实用妇产科杂志》《中国计划生育与妇产科杂志》等杂志常务编委及编委。国家自然科学基金评审专家并承担国家自然基金3项		
专业特长	妇产科工作30余年，积累了丰富的临床经验，擅长普通妇科，妇科泌尿及盆底重建、妇科肿瘤等领域的各种阴式、开腹、腹腔镜和根治性手术，通过创新与钻研解决了大量的疑难和复杂疾病，对复杂生殖道畸形的诊治也有独到之处		

舒丽莎

姓　名	舒丽莎	职　称	教授、硕导、主任医师
科　室	妇科	现任职务	张家口市老科协副主席
工作单位	河北北方学院附属第一医院		
出门诊时间	周二下午、周三上午		
参加的学术组织及任职	中国医师协会妇产科分会常务委员 世界华人妇产科医师协会常务委员 河北省医院协会副会长 河北省医学会、河北省医师协会常务委员 河北省妇产科分会副主任委员 河北省妇科肿瘤分会副主任委员 河北省医学会妇产科分会腔镜学组副组长 北京医学会京津冀妇科内镜协同发展促进工作委员会副主任委员 河北省抗癌协会妇科肿瘤专业委员会副主任委员 河北省急救学会妇产科分会主任委员 张家口市科协常务委员 张家口市老科协副会长 张家口市医学会副会长 张家口医学会妇产科分会主任委员 《医学与人文》杂志特邀编委,《河北医药》编委		
学术成就	目前主要从事妇科肿瘤的诊治及研究工作,有较丰富的临床经验,是当地的学科带头人,享有较高的声誉。近年在核心期刊发表论文40余篇,带研究生10余名。参编全国高等医药规划教材高等医药专科学校《妇产科学》。目前负责有两项国家级课题的研究及一项省厅跟踪课题研究,参加并完成了由北京协和医院牵头的国家十一五重大课题"使用同一样本联合进行 Cervista 高危型 HPV DNA 检测和 TCT 检查的平行对比研究及评估 Cervista A9型组阳性与高级别宫颈病变相关性的多中心临床研究",并主持子课题研究。现参加国家妇产科疾病临床研究中心重点研究课题"早期宫颈癌患者Ⅱ型和Ⅲ型子宫切除术的临床比较研究"。"张家口地区妇女宫颈肿瘤筛查及宫颈癌耐药相关基因的临床研究"等课题,获市厅级科技进步奖一等奖2项,三等奖若干。是两届的张家口市拔尖人才		
专业特长	妇产科常见病、疑难病诊治。侧重各种妇科肿瘤诊治及手术,特别是微创手术		

（四）内蒙古自治区

王 刚

姓　名	王 刚	职　称	副主任医师
科　室	内五科	现任职务	副院长
工作单位	满洲里市人民医院		
出门诊时间	周二		
参加的学术组织及任职	2011年05月08日,呼伦贝尔市医学会呼吸病学分会第一届委员会委员 2016年07月15日,内蒙古自治区医学会血液学分会第六届委员会常务委员 2016年08月03日,内蒙古自治区医学会肿瘤内科学分会第二届委员会常务委员 2017年07月22日,内蒙古自治区医师协会血液科医师分会第一届委员会常务委员 2017年11月18日,内蒙古自治区医师协会肿瘤内科医师分会第一届委员会委员 2017年12月15日,内蒙古自治区医学会第五届肿瘤学分会青年委员会副主任委员 2018年03月17日,中国中医药研究促进会中西医结合妇产与妇幼保健分会委员		
学术成就	2011年11月,《C反应蛋白和肺功能测定在支气管哮喘中的临床意义》,中华预防医学杂志 2011年12月,《肺癌肿瘤标志物联合检测在临床应用中的价值》,包头医学院学报 2012年01月,《16例急性肺栓塞诊治及误诊临床分析》,包头医学院学报		
专业特长	妇科肿瘤、呼吸、气管镜、血液		

二、华东地区

（一）上海市

华克勤

姓　名	华克勤	职　称	教授、主任医师
科　室	妇科	现任职务	党委书记
工作单位	复旦大学附属妇产科医院		
出门诊时间	周二上午杨浦院区、周三上午黄浦院区		
参加的学术组织及任职	中华医学会妇产科分会常务委员 中华医学会上海妇产科分会主任委员 上海市医学会妇产科分会妇科肿瘤分会副主任委员 卫生部4级妇科内镜培训中心主任 上海市妇科质量控制中心主任 上海市女性生殖内分泌疾病诊疗中心副主任		
学术成就	以第一负责人主持开展了国家自然科学基金等20余项国家级和省部级课题，获国家发明专利1项、实用新型专利3项。发表论文100余篇，其中SCI收录论文40余篇。主编专著《实用妇产科学》		
专业特长	主要专长为妇科肿瘤内分泌、女性盆底功能重建以及高难度妇科微创技术应用		

狄 文

姓　名	狄 文	职　称	教授、主任医师
科　室	妇产科	现任职务	副院长、科主任
工作单位	上海交通大学医学院附属仁济医院		
出门诊时间	周一全天特需门诊、周三上午		
参加的学术组织及任职	中华医学会妇产科学分会副主任委员 中国医师协会妇产科医师分会副会长 上海医学会妇产科学分会顾问 上海医学会妇科肿瘤分会主任委员 上海市医师协会妇产科医师分会副会长 上海交通大学医学院妇产科学研究所副所长 上海市妇科肿瘤重点实验室主任 重庆医学会妇产科分会副主任委员 《妇产科学》(国家卫计委住院医师规范化培训教材)主编 《妇产科学》(全国五年制、八年制教材)副主编 《中华妇产科杂志》《中国实用妇科与产科杂志》等杂志副主编		
学术成就	主要研究方向:妇科恶性肿瘤的发病机制、肿瘤化疗的耐药机制及纳米材料靶向治疗。上海市领军人物、上海市优秀学科带头人。先后承担国家自然基金、科技部国际合作项目、国家重点研发计划以及多项省部级以上课题,发表SCI论文60余篇。主编、参编国内外专著40余部。荣获国家科技进步二等奖、教育部科技进步二等奖、上海市科学技术进步奖一等奖、三等奖、上海医学奖二等奖等		
专业特长	在妇科肿瘤的诊治上具有丰富的临床经验及权威性,注重妇科恶性肿瘤的综合化、规范化和个体化治疗,率先在国内开展妇科肿瘤MDT诊疗模式;主持和参与国内外大量临床研究,制定多项妇产科领域临床规范及指南。同时在年轻肿瘤患者生育力保存方面积累了丰富的临床经验,率先在国内开展卵巢组织冻存的工作		

（二）山东省

陈 龙

姓 名	陈 龙	职 称	主任医师
科 室	妇科中心	现任职务	妇科中心主任
工作单位	青岛市市立医院		
出门诊时间	本部:周一上午;东院:周二上午		
参加的学术组织及任职	中华医学会妇产科分会妇科内镜学组委员 中国医师协会妇产科医师分会委员 山东省医学会妇科肿瘤分会副主任委员 青岛市医学会妇科肿瘤分会主任委员 《中国实用妇科与产科杂志》编委 《中国微创外科杂志》编委 《中国计划生育与妇产科杂志》编委 《中国妇产科临床杂志》编委		
学术成就	从事妇科肿瘤微创手术综合治疗工作30年,将妇科内镜系列手术、阴式系列手术、妇科介入治疗系列融入微创手术整体理念,通过近30年的临床实际工作应用取得满意的成绩,所带团队妇科手术微创治疗率达95%以上。近几年发表SCI、国家级期刊文章30多篇,科研成果多项		
专业特长	妇科肿瘤微创及综合治疗;内异症综合治疗;盆底疾病诊治;生殖内分泌疾病规范化个体化治疗		

（三）江苏省

王素敏

姓　名	王素敏	职　称	主任医师
科　室	妇科内镜	现任职务	临床技能中心主任
工作单位	南京医科大学附属妇产医院		
出门诊时间	周一全天		
参加的学术组织及任职	南京医科大学附属南京妇幼保健院临床技能培训中心主任 南京医科大学硕士生导师 卫生部四级妇科内镜技术培训基地南京市妇幼保健院四级妇科内镜技术培训基地主任 中华医学会妇产科分会内镜学组委员 中国医师协会妇科分会第二届委员 原卫生部四级妇科内镜诊疗技术专家组专家 中国医师协会妇科内镜技术专业委员会宫腔镜学组副组长 中国医师协会内镜医师分会妇科内镜专业委员会常务委员 中国医师协会妇产科分会教育学院能量分院委员 中国亚太内镜领域做出重大贡献的名誉会员 中国中医药研究促进会中西医结合妇科与妇幼保健分会常务委员 中国妇幼保健协会宫腔镜学组副主任委员 中国妇幼保健协会微创专业学会常务委员 海峡两岸医药卫生交流协会海西微无创专家委员会副主任委员 中国医师协会整合医学医师分会整合盆底医学专业委员会第一届常务委员 华东妇科内镜学组委员 江苏省中西医结合学会生殖医学分会任三届副主任委员 江苏省医学会妇科内镜学组副组长 《中国计划生育和妇产科》杂志第二届编辑委员会编委 THE JOURNAL OF MINIMALLY INVASIVE GYNECOLOGY《微创妇科杂志中国版》编辑委员会编委 《中国微创外科杂志》第五届常务编委 《中国内镜杂志》编辑委员会编委		

学术成就	《免气腹腹腔镜在妇科的应用》2006年获得南京市卫生局新技术引进二等奖。《微型腹腔镜在妇科手术的应用》2007年获江苏省新技术引进二等奖。2008年获得国家科学技术奖励办公室－恩德思医学科学技术评奖委员会颁发的恩德思医学科学技术奖。2015年获南京市科学技术进步奖（用于宫颈癌防治的高危型人如同瘤病毒调节蛋白的筛选及功能研究），近年来发表论文30余篇，发表SCI论文5篇。参加著书4部，《现代临床诊断与治疗》《妇产科查房手册》《女性生殖道畸形》目前2部待出版。参与编写卫生部四级妇科内镜手术培训基地遴选标准，卫生部妇科内镜诊治规范，江苏省妇科内镜教学大纲和培训教材
专业特长	妇科宫腔镜

刘嘉茵

姓　名	刘嘉茵	职　称	教授、博士生导师、主任医师
科　室	生殖中心	现任职务	生殖医学中心主任 生殖医学国家重点实验室副主任
工作单位	南京医科大学第一附属医院		
出门诊时间	周二全天（医大）、周四上午（河西）		
参加的学术组织及任职	中华医学会妇产科学会内分泌学组副组长 中国医师协会生殖医学专业委员会副主任委员 中国医师协会医学遗传分会副会长 中国妇幼保健学会生育保健专业委员会副主任委员 江苏省妇幼保健协会人类辅助生殖技术分会主任委员		
学术成就	从事妇产科学和生殖医学临床、教学及科研工作30余年。参与创建生殖医学国家重点实验室；创建临床生殖医学中心；主持多项国家重大科研项目和自然基金项目；发表SCI论文80余篇；曾入选江苏省医学领军人才、卫生部"有突出贡献的中青年专家"。获国家科技进步二等奖(3)和国家十二五科技进步一等奖(3)1项；获江苏省科技进步二等奖(1)3项		
专业特长	生殖内分泌疾病、女性不孕症诊疗及辅助生殖技术、生殖遗传		

程文俊

姓 名	程文俊	职 称	教授、主任医师
科 室	妇科	现任职务	科主任
工作单位	江苏省人民医院		
出门诊时间	周一上午、周二上午		
参加的学术组织及任职	江苏省医学会妇产科学分会主任委员 江苏省医师协会妇产科学分会主任委员 中华医学会妇产科学分会委员 中华医学会妇科肿瘤分会第四届委员会委员 中华医学会妇产科分会妇科内镜学组委员 中国医师协会妇产科学分会常务委员 中国医师协会内镜医师分会第三届委员会委员 中国医师协会内镜医师分会第一届妇科内镜专业委员会（学组）常务委员 首届中国研究型医院学会妇产科学专业委员会常务委员 世界华人妇产科医师协会常务委员 江苏省中西医结合学会妇产科学分会副主任委员 江苏省预防医学会妇女保健专业委员会常务委员 《中国妇产科临床杂志》中青年审稿专家 《中华妇产科杂志》通讯编委 《肿瘤》及《现代妇产科进展》编委 《医学研究生学报》特邀编委 《中华医学杂志英文版》及《南京医科大学学报（自然科学版）》审稿人		
学术成就	2012年所申报的"经腹腔镜系统性腹膜后淋巴结清扫术"，获得了江苏省妇幼保健新技术引进奖一等奖。2013年所申报的"妇科恶性肿瘤临床与基础研究"，获得了江苏省科学技术奖三等奖。2014年所申报的"经阴道子宫切口瘢痕妊娠病灶清除术"，获得了江苏省妇幼保健新技术引进奖二等奖。2015年所申报的"妇科肿瘤临床与基础研究"获得了全国妇幼健康科学技术奖二等奖。2016年"经腔镜外阴癌腹股沟淋巴结清扫术"，获江苏省妇幼保健新技术引进奖一等奖		
专业特长	擅长妇科恶性肿瘤的综合治疗，尤其是卵巢恶性肿瘤的手术，化疗及生物靶向治疗。腹腔镜下系统性腹主动脉旁及盆腔淋巴结清扫术、腹腔镜下宫颈癌根治术，腹腔镜下宫颈癌保留生育功能的广泛宫颈切除术，腹腔镜下子宫内膜癌及卵巢癌分期手术，以及外阴癌腔镜下腹股沟淋巴结清扫术		

（四）安徽省

赵卫东

姓　名	赵卫东	职　称	主任医师
科　室	妇瘤科	现任职务	妇瘤科主任
工作单位	安徽省肿瘤医院		
出门诊时间	周三下午、周四上午		
参加的学术组织及任职	安徽省医学会妇科肿瘤分会主任委员 安徽医学会妇产科学会副主任委员 安徽省抗癌协会妇科肿瘤分会常务委员 中华医学会妇科肿瘤分会委员 中华预防医学会生殖健康分会常务委员 中国医师协会妇产科分会委员 中国医师协会微无创分会常务委员		
学术成就	累计主持及参与省部级课题达10余项，发表文章50余篇，申请专利5项。目前毕业、在读研究生30余人 1. 课题　2016年，安徽省公益性研究联动计划项目（2016 - 2018：1604f0804010）主持；2017年，安徽省自然科学基金（2017 - 2019：1708085MH184）主持；2017年，聚乙二醇化重组人粒细胞刺激因子治疗肿瘤放化疗期间粒细胞减少症的多中心临床研究（2017 - 2019）参与；2017年，吴阶平医学基金会临床科研专项资助基金（2017/03 - 2019/03：320.6750.16227）参与 2. 文章　ΔNp63α attenuates tumor aggressiveness by suppressing miR - 205/ZEB1 - mediated epithelial - mesenchymal transition in cervical squamous cell carcinoma/2016/Tumor Biol/一作 + 通讯作者；Laparoscopic repair of obturator nerve transection during pelvic lymphadenectomy/2015/INT J GYNECOL OBSTET/共一，通讯作者；Snail family proteins in cervical squamous carcinoma：Expression and significance/2013/Clin Invest Med/一作		
专业特长	擅长妇科微创手术及妇科恶性肿瘤的综合治疗，专注于宫颈癌的防治、子宫肿瘤的微无创治疗及遗传性卵巢癌的研究。尤其擅长宫颈癌的微创根治手术（目前微创技术根治宫颈癌手术量及水平处于省内领先水平）、子宫内膜癌、卵巢癌、子宫肌瘤等妇科良恶性肿瘤手术		

曹云霞

姓　名	曹云霞	职　称	教授、主任医师
科　室	妇产科 生殖医学中心	现任职务	安徽医科大学校长
工作单位	安徽医科大学、安徽医科大学第一附属医院		
出门诊时间	周三、周日上午		
参加的学术 组织及任职	妇幼健康研究会生殖与内分泌专业委员会主任委员 华夏医学科技奖理事会常务理事 海峡两岸医药卫生交流协会理事 海峡两岸医药卫生交流协会遗传与生殖专业委员会副主任委员 中国医师协会生殖医学专业委员会副主任委员 中国医师协会遗传学分会常务理事 中国妇幼保健协会生育健康专业委员会副主任委员 中华医学会生殖医学分会常务委员（第三届） 中华医学会妇产科学会主任委员 中国优生优育协会理事 安徽省生殖医学会主任委员（第一届至第三届） 中华医学会生殖医学分会常务委员（第三届） 中国优生学会理事 中国中西医结合学会妇产科分会委员 中国医师协会妇产科分会理事 安徽省医学会副会长 卫生部生殖医学技术准入评审专家 中华医学奖评审专家		
学术成就	安徽省生育力保存与人工器官工程技术研究中心主任，生殖健康与遗传安徽省重点实验室主任，安徽省"115"产业创新团队"辅助生殖关键技术应用与推广创新团队"负责人，安徽省学术技术带头人。妇幼健康研究会生殖医学专委会主任委员，中国医师协会生殖医学专委会副主任委员，中国妇幼保健协会生育健康专业委员会副主任委员。享受国务院特殊津贴，卫生部有突出贡献中青年专家。全国优秀科技工作者，安徽省"五一劳动奖章"获得者，安徽省教学名师。主持包括国家重大基础研究计划、国家自然基金项目在内的国家级和省		

学术成就	级课题30余项。所率领的科研团队与复旦大学科研团队的共同研究成果在《Cell》发表,并一起获得"2014年度中国十大科学进展"。先后获得省科技进步一等奖1项,二等奖3项,三等奖1项,省教学成果一等奖1项,中国妇幼健康科技进步二等奖1项,中华医学奖三等奖1项。发表SCI收录论文80余篇
专业特长	擅长妇产科临床实践,在国内较早开展辅助生殖技术,是原卫生部首批准入批准的前20家生殖医学中心之一。也是国家卫计委首批批准试运行开展高通量技术用于辅助生殖的13家中心之一,所领导的生殖医学中心能开展所有辅助生殖技术项目

（五）浙江省

张松英

姓　名	张松英	职　称	教授
科　室	妇产科	现任职务	医院副院长、妇产科主任
工作单位	浙江大学医学院附属邵逸夫医院		
出门诊时间	周二、周四		
参加的学术组织及任职	中华医学会生殖医学分会常务委员、临床学组副组长 中华医学会妇产科学分会妇科内镜学组委员 浙江省医学会计划生育与生殖医学分会主任委员 浙江省医学会妇产科学分会副主任委员 浙江省医学会妇产科学分会妇科内镜学组副组长		
学术成就	主持国家自然科学基金及省部级项目20余项，发表 SCI 论文40余篇；以项目负责人获得浙江省科学进步奖二等奖1次		
专业特长	不孕不育、妇科微创、生殖内分泌		

张信美

姓　名	张信美	职　称	主任医师
科　室	妇二科	现任职务	普通妇科副主任兼妇二科主任
工作单位	浙江大学医学院附属妇产科医院		
出门诊时间	周一全天、周二上午		
参加的学术组织及任职	中国医师协会微无创盆底与盆腔疼痛专委会主任委员 中国医师协会妇产科分会子宫内膜异位症专委会副主任委员 中国医药教育协会妇科专委会副主任委员 浙江省子宫内膜异位症协作组副组长 华东地区妇科内镜学组委员 浙江省妇科内镜学组成员(秘书) 浙江省医学会外科分会微创学会委员		
学术成就	浙江省重点学科(妇科微创)负责人,主持或参与省级以上课题17项(包括国家自然基金7项及国家重大专项子课题1项)。共发表论文超过100篇,其中 SCI 源期刊发表超过40篇;获得浙江省卫生科技奖一等奖,并作为主要参与者获得浙江省自然科学及教育部二等奖		
专业特长	子宫内膜异位症与妇科内窥镜的基础与临床		

张治芬

姓 名	张治芬	职 称	教授、主任医师
科 室	院部	现任职务	院长
工作单位	杭州市妇产科医院		
出门诊时间	周一、周四		
参加的学术组织及任职	中华医学会妇产科学分会绝经学组委员 中国妇幼保健协会妇科内分泌专业委员会副主任委员 中国医师协会妇产科学分会委员 中国医师协会妇科内分泌学专业培训委员会常务委员 中国医师协会青春期医学专业委员会妇科学组委员 中华预防医学会妇女保健分会更年期保健学组委员 浙江省中西医结合学会内分泌专业委员会主任委员 浙江省医师协会妇产科医师分会第二届委员会副会长 浙江省医学会妇产科学分会常务委员 浙江省医学会妇产科学分会绝经学组组长 浙江省医学会生殖与计划生育分会副主任委员 浙江省中西医结合学会妇产科学分会副主任委员 浙江省预防医学会出生缺陷预防与控制专业委员会副主任委员 浙江省中西医结合学会生殖分会常务委员 杭州市医学会妇产科学分会主任委员 浙江省预防医学会理事 杭州市预防医学会会长 杭州市优生优育协会会长 杭州市妇女儿童健康素养工程专家组组长		
学术成就	自1983年08月工作以来，一直从事妇产科的临床、教学和科研工作。精通本专业知识，有着丰富的临床经验，尤其在生殖内分泌领域的疾病及不孕不育症的诊治方面。同时，十分重视教学与科研工作，近年来带领研究生从事卵泡微环境对卵泡生长发育的影响、多囊卵巢综合征及绝经激素治疗的研究，主持国家自然科学基金等科研项目30多项，取得了多项科研成果，主持科研项目《卵泡微环境对卵泡生长发育的影响》获浙江省科学技术奖和浙江省医药卫生科技创新奖，《杭州地区围绝经期和绝经早期妇女健康管理策略》获浙江省医药卫生科技奖一等奖。研究成果迄今已在国内外核心期刊上发表论文80多篇，其中13篇被 SCI 收录。主编参编妇产科专业著作9部		
专业特长	生殖内分泌领域的疾病及不孕不育症的诊治		

林 俊

姓 名	林 俊	职 称	教授、主任医师
科 室	妇科	现任职务	无
工作单位	浙江大学医学院附属妇产科医院		
出门诊时间	无		
参加的学术组织及任职	中国医师协会妇产科分会常务委员 中华医学会妇产科分会委员 浙江省医师协会妇产科分会会长 浙江省医学会妇产科分会主任委员		
学术成就	主持省级以上课题10余项(国家基金课题6项,省重大专项2项) 发表学术论文100余篇(SCI 论文40余篇);著书3部 获省部级二等奖以上奖项3项		
专业特长	普通妇科(妇科内镜、子宫内膜异位症)		

（六）福建省

陈 捷

姓 名	陈 捷	职 称	主任医师
科 室	妇科	现任职务	党委副书记
工作单位	福建省人民医院（福建中医药大学附属人民医院）		
出门诊时间	周二上午		
参加的学术组织及任职	国家卫计委海峡两岸医药卫生交流协会海西妇产科专家委员会主任委员 中国医药教育协会常务理事兼妇科专业委员会副主任委员 中国医师协会整合医学分会整合盆底医学专业委员会主任委员 中国医师协会妇产科医师分会及内镜医师分会常务委员 中华医学会妇产科学分会妇科内镜学组委员 福建省中西医结合学会微创学分会主任委员 福建省医学会妇产科学分会内镜学组组长 《中国内镜杂志》《中国现代医学杂志》副主编 《实用妇产科杂志》《中国生育健康杂志》《中国妇产科临床杂志》编委		
学术成就	为福建中医药大学附属人民医院妇科学科带头人，博士研究生导师，不遗余力将妇科建设为目前在全省乃至全国都有影响力的专科。个人多次应邀赴欧美、省内外、港澳台进行学术交流、学术演讲及手术演示，深受同道的尊重和好评。曾两度应邀赴乌克兰访问，受到乌克兰副总理的接见，并在敖德萨国家医科大学妇科医疗中心做手术演示，是第一位中国医生在欧洲进行外科手术演示。2011获得恩德思医学科学技术奖（内镜微创名医奖），获福建省五一劳动奖，被授予"2015—2016年度福建省卫生计生有突出贡献中青年专家"荣誉称号。"全国卫生计生系统先进工作者"荣誉称号		
专业特长	从事妇产科临床、教学、科研工作30多年，微创手术范围涵盖所有妇科良恶性病变		

三、华中地区

（一）湖南省

丁依玲

姓 名	丁依玲	职 称	教授、主任医师
科 室	妇产科	现任职务	妇产科主任 妇产科教研室主任
工作单位	中南大学湘雅二医院		
出门诊时间	周一全天		
参加的学术 组织及任职	中国医师协会妇产科分会常务委员 中华医学会妇产科专业委员会全国委员 中华医学会围产医学专业委员会全国委员 中华医学会产科学组及妊高症学组全国委员 中国优生科学协会妇儿临床专业委员会副主任委员 湖南省医学会围产医学专业委员会主任委员		
学术成就	获省级教学成果奖2项：多形式"模拟诊疗"方法在妇产科临床教学法中的应用；STS 教育在临床医学教学中的应用。分别获湖南省教委教改成果三等奖和二等奖 获省级科技成果奖2项："早产胎膜早破发病机制及预测的研究""妊娠期肝内胆汁淤积症发病机制及其胎儿缺氧机制的研究"，分别获湖南省科技进步二等奖 以上均排名第一 2008年被评为"享受国务院政府特贴专家" 2011年中南大学重点学科，妇产科学：学科带头人 2011年湖南省重点学科，妇产科学：学科带头人 2012年获中南大学首届"湘雅名医" 2013年湖南省"225"工程妇产科学科领军人才		
专业特长	擅长各种妊娠（特别是试管婴儿等辅助生殖技术妊娠）并发症的防治；擅长各种高危妊娠的诊治及各种难产手术，妇产科手术技能精湛；特别是能准确判断高危妊娠及分娩时潜在的危险因素，在处理关键性技术难题和正确处理疑难危重患者方面尤为突出		

张 怡

姓 名	张 怡	职 称	教授、主任医师
科 室	妇科	现任职务	无
工作单位	中南大学湘雅医院		
出门诊时间	周一全天,周三、周四上午		
参加的学术组织及任职	中国医师协会微无创委员会委员 湖南省妇产科学会副主任委员 湖南省妇产科医师协会副会长 湖南省妇科肿瘤学会副主任委员 湖南省子宫内膜异位性学会主任委员		
学术成就	主持及参与课题17项 发表论文120余篇 培养研究生70余名 获省级科技奖6项 获教学成果奖3项		
专业特长	子宫内膜异位症,子宫腺肌病,子宫肌瘤,滋养细胞肿瘤,卵巢肿瘤,宫颈病变		

薛 敏

姓 名	薛 敏	职 称	教授
科 室	妇产科	现任职务	科主任
工作单位	中南大学湘雅三医院		
出门诊时间	周一全天、周五上午		
参加的学术组织及任职	中国医师协会妇产科医师分会常务委员 湖南省医师协会妇产科医师分会会长 中国医师协会微无创专业委员会副主任委员、子宫肌瘤学组主任委员 湖南省医学会妇产科专业委员会副主任委员 中国医学装备协会智能装备技术分会常务委员 同心 – 共铸中国心妇产科专家委员会湖南省分会主席 国际微创与无创理事会理事		
学术成就	近年主持及参与国家级课题5项,主持省自然科学基金重点项目、科技计划重点项目2项,省厅级课题20余项及横向课题17项,国家专利17项;在国内外期刊发表论文170余篇,其中 SCI 论文40余篇;主编/副主编专著10部、参编11部;获省级科技进步奖及省医学科学技术奖6项		
专业特长	妇科肿瘤、妇科微无创治疗		

（二）河南省

孙莹璞

姓　名	孙莹璞	职　称	教授、主任医师
科　室	郑州大学第一附属医院生殖医学中心	现任职务	郑州大学第一附属医院副院长、郑州大学第一附属医院生殖与遗传专科医院院长
工作单位	郑州大学第一附属医院		
出门诊时间	周一上午、周三上午		
参加的学术组织及任职	中华医学会生殖医学分会主任委员 河南省医学会生殖医学分会主任委员		
学术成就	孙莹璞教授,主任医师、医学博士、博士研究生导师,全国优秀科技工作者,第七届国家卫生计生突出贡献中青年专家,河南省科技厅杰出人才、全国五一巾帼标兵。1997年创建了郑州大学第一附属医院生殖医学中心暨河南省生殖医学中心。带领团队在试管婴儿技术、卵子及卵巢组织冷冻技术、胚胎植入前遗传学诊断技术、中期妊娠单卵多胎射频消融减胎术、双胎输血综合征胎儿镜下激光凝固胎盘血管交通支等技术走在国内前列。填补国际技术空白2项,国内技术空白3项,省内技术空白12项。2009年建立了国际上首批多囊卵巢综合征来源的人胚胎干细胞系并定向分化为脂肪细胞;2011年完成了中国首例应用单细胞SNP微阵列技术进行胚胎植入前遗传学诊断获临床妊娠分娩;2015年完成了中国首例卵巢早衰患者体外激活原始卵泡的卵巢组织自体移植并获临床妊娠和分娩;2016年完成中国首例亨延顿舞蹈病双芯片胚胎植入前遗传学诊断获临床妊娠,健康宝宝成功分娩;2016年国际上首例MaReCS阻断染色体平衡易位胚胎植入前遗传学诊断试管婴儿诞生。承担国家自然科学基金面上项目3项,国家卫计委科研基金、教育部211工程三期重点学科建设项目及省厅级重大课题20多项;发表论文260余篇,其中SCI收录90余篇,获国家科技进步二等奖1项、河南省科技进步一等奖1项、二等奖4项,国家发明专利2项		
专业特长	生殖医学、生殖内分泌		

四、华南地区

(一)广东省

王 刚

姓 名	王 刚	职 称	主任医师
科 室	妇产科	现任职务	院长助理、腹腔镜培训中心主任、妇产科主任、肿瘤妇科主任
工作单位	佛山市第一人民医院		
出门诊时间	周三全天		
参加的学术组织及任职	中国及亚太地区微创妇科肿瘤协会(CA-AMIGO)副主席 国家卫计委内镜与微创医学全国医师定期考核专家委员会常务委员 国家卫计委妇科内镜诊疗技术专家组成员 中国医师协会妇产科医师分会委员 中国医师协会整合医师分会整合妇产医学专业委员会(学组)常务委员 中国医师协会整合医师分会整合盆底医学专业委员会(学组)常务委员 中国医师协会内镜医师分会妇科内镜专业委员会(学组)委员 中国妇产科学院能量分院专家委员会委员 中国妇产科学院人文学院专家委员会委员 中国研究型医院学会妇产科专业委员会委员 中国医师协会微无创医学专业委员会委员 中国性学会性医学专业委员会生殖学组委员 全国卫生产业企管协会妇幼健康分会生殖外科与输卵管学组委员 广东省医学会微创外科学分会副主任委员,妇科学组组长 广东省医学会妇产科学分会常务委员 广东省医师协会妇产科医师分会常务委员 广东省抗癌协会妇科肿瘤专业委员会常务委员 广东省中西医结合学会妇科肿瘤专委会副主任委员 广东省医学会妇产科学分会内镜学组委员 广东省医院学会医院评审评价咨询委员会委员 佛山市医学会妇产科学分会主任委员 佛山市医学会妇幼外科学分会副主任委员 《中国实用妇科与产科杂志》常务编委 《中国微创外科杂志》常务编委 《中国计划生育和妇产科》编委 《中国内镜杂志》编委 《实用妇产科杂志》编委 《妇产与遗传(电子版)》编委		

学术成就	主持或作为主要负责人参与包括国家自然科学基金、广东省自然科学基金、广东省科技厅和卫生厅基金、佛山市科委和卫生局等多项科研项目,在国内外专业杂志上发表论文50余篇,主编和参编专著10余部。曾获广东省科技进步三等奖1项,佛山市科技进步一、二等奖各1项
专业特长	主攻妇科肿瘤、妇科内镜、宫颈病变。尤其擅长妇科肿瘤诊治和妇科腔镜技术的应用,腹腔镜下宫颈癌根治术、子宫内膜癌分期手术、卵巢癌分期及肿瘤细胞减灭术、盆腔脏器脱垂的修复手术等在全国妇产科界享有较高知名度,多次受邀在国际、国内学术会议上做专题讲座及手术演示,为普及和提高国内妇科腹腔镜等微创技术而不懈努力

刘 萍

姓　名	刘　萍	职　称	主任医师
科　室	妇产科	现任职务	无
工作单位	南方医科大学南方医院		
出门诊时间	周三		
参加的学术组织及任职	中国医师协会微无创医学专业委员会常务委员 中华预防医学会生殖健康分会常务委员 中国医药教育协会妇科专业委员会常务委员 中国生物医学工程学会介入医学分会委员 全国妇产科介入治疗学组副组长 中国整形美容协会女性生殖整形与康复分会委员 中国医师协会盆底和盆腔疼痛学组副组长 广东省健康管理学会妇科专委会副主任委员 广东省医学会妇产科分会盆底学组副组长 广东省医师协会妇产科分会副主任委员 广东省整形美容协会女性生殖整复分会副主任委员 广东省医学会数字医学分会常务委员 广东省医师协会妇科内镜医师分会常务委员 广东省泌尿生殖协会盆底学分会常务委员 广东省泌尿生殖协会女性泌尿学分会委员 广东省医学会数字医学分会妇产科学组组长 广东省健康管理学会委员 广东省医师协会妇产科电生理医师分会委员 广州市医学会医疗事故技术鉴定专家库成员		
学术成就	主持或参与国家自然基金3项、广东省自然科学基金、广东省科技发展基金等科研课题11项,获广东省科技进步三等奖等多项成果奖。在国内外重要期刊发表论文100余篇,其中SCI收录9篇,主编、副主编妇产科专著2部,参编4部,出版《宫颈癌保留神经功能的根治性子宫切除术》《宫颈癌保留生育功能的根治性宫颈切除术》《宫颈癌经阴道根治性子宫切除术》《子宫肌瘤/子宫腺肌病动脉栓塞治疗》等DVD教学片6部。指导毕业硕士研究生4名,在读博士研究生5名、硕士研究生4名		
专业特长	妇科肿瘤的微创与综合治疗、妇产科数字解剖学及临床应用、女性盆底－妇科泌尿学治疗、不孕不育宫腹腔镜治疗		

杨冬梓

姓 名	杨冬梓	职 称	教授、主任医师
科 室	生殖中心	现任职务	原妇产科主任、生殖内分泌专科主任
工作单位	中山大学孙逸仙纪念医院		
出门诊时间	周一、周二、周四、周五上午		
参加的学术组织及任职	中国医师协会生殖医学专业委员会副主任委员 中华医学会妇产科分会常务委员 广东省医师协会妇产科医师分会主任委员 广东省健康管理学会分子诊断及蛋白质组学专业委员会第一届委员会副主任委员 中国整形美容协会女性生殖整复分会生殖保健专业学组组长 广东省医师协会妇产科医师分会第三届委员会妇科内分泌专业组组长 广东医学会妇产科学分会名誉主任委员 中国医疗保健国际交流促进会生殖医学专业委员会副主任委员 中国医疗保健国际交流促进会妇产科专业委员会副主任委员 中国妇幼保健协会生育保健专业委员会生殖学组成员 中国抗衰老促进会女性健康专业委员会副主任委员 中国整形美容协会女性生殖整复分会副会长 中国非公立医疗机构协会生殖医学专业委员会第一届委员会常务委员 世界华人妇产科医师协会常务委员 中国医师协会妇产科分会常务委员 中国优生科学协会生殖道疾病诊治分会常务委员 中华医学会妇产科分会内分泌学组副组长 广东省妇产科学会妇科内分泌学组组长 《中华妇产科杂志》副总编 《中国妇产科临床杂志》副主编 《Human Reproduction Update in Focus（中文版）》《中华生殖与避孕杂志》《生殖医学杂志》《中华生物医学工程杂志》编委 《国际妇产科杂志（中文版）》《现代妇产科进展》《国际妇产科学杂志》《中国计划生育和妇产科》《实用妇产科杂志》《中国实用妇科与产科杂志》常务编委 《International Journal of Obstetric & Gynecology》《Reproductive Bio-Medicine online》Reviewer		

续表

学术成就	1.2011年华夏医学科技奖二等奖"青春期妇科内分泌相关问题的临床与实验研究"排名第一 2.2011年广东省科技进步二等奖"青春期妇科内分泌相关问题的临床与实验研究"排名第一 3.2012年广东省南粤优秀教师(证书编号 No. A20120005) 4.2012年广东省优生优育技术进步二等奖"青春期妇科内分泌相关问题的临床与实验研究"排名第一 5.2013年中山大学孙逸仙纪念医院医疗新技术应用一等奖,排名第一 6.2013年04月中山大学第七届教学成果奖一等奖 7.2014年05月"中山大学名医" 8.2016年11月"年度荣耀医者" 9.2017年08月第六届"妇产科好医生林巧稚杯" 10.2017年第二届妇幼健康科学技术奖二等奖"pcos 管理的临床与实验研究"排名第一
专业特长	多囊卵巢综合征的诊治、人类辅助生殖技术、卵巢保护

陈春林

姓　名	陈春林	职　称	教授、主任医师
科　室	妇科	现任职务	妇产科教研室主任、妇科主任
工作单位	南方医科大学南方医院		
出门诊时间	周三全天		
参加的学术组织及任职	国家级： 中国医师协会整合妇产科专业委员会副主任委员 中国医药教育协会妇科专业委员会副主任委员 中国妇幼保健协会妇幼微创专业委员会副主任委员 中国生物医学工程学会介入医学分会常务委员 全国妇产科介入治疗学组副组长 中华医学会数字医学分会常务委员 中国医师协会妇产科分会委员 中华医学会妇产科分会腔镜学组委员 中华医学会妇科肿瘤分会委员 中国医师协会内镜专业委员会委员 中国医师协会内镜专业委员会妇科分会常务委员 中国妇产科学院人文学院专家委员会委员 中国医师协会住院医师规范化培训妇产科专业委员会委员 省级： 广东省医学会数字医学分会主任委员 广东省医学会妇产科分会副主任委员 广东省医师协会妇科内镜专业委员会副会长 广东省健康协会妇产科分会副会长 广东省抗癌协会妇科分会副主任委员 广东省医学会微创外科学分会妇科学组副组长 广东省医学会妇科内镜诊疗技术培训与考核学术主席 广东省医师协会妇科内镜医师分会副主任委员 杂志任职： 《中国实用妇科与产科杂志》副主编 《妇产与遗传杂志(电子版)》常务副主编 《实用妇产科杂志》常务编委 《中华妇产科杂志》《现代妇产科杂志》《中国妇产科临床杂志》等杂志编委 人民卫生出版社全国五年制统编教材《妇产科学》第九版编委		

学术成就	主要业绩： 1. 1991年最早在国际上开展妇产科疾病的介入治疗，随后进行系统研究，形成系统的妇产科介入治疗体系，引领妇产科介入治疗前沿，居国内领先水平 2. 2006年在国际上最早开展妇产科数字医学研究，目前已形成系统的理论及应用体系，居国际领先水平 3. 2006年开展宫颈癌微创治疗系列技术研究及相关数字化三维解剖学研究，创建了宫颈癌微创系列品牌会议："十届宫颈癌微创治疗高峰论坛""七届腹腔镜宫颈癌保留神经及相关解剖高级研讨班""妇科精准解剖巡讲·中国行"，宫颈癌微创治疗系列研究居国内领先水平 4. 2006年调入南方医科大学南方医院后，在学校领导、医院领导的领导下，带领妇科全体同仁，积极拓展新技术、新业务，与国际接轨。2010年带领南方医院妇科获得"国家临床重点专科"，2012年妇科获得"国家四级妇科内镜培训基地"，2012年组建"妇产与遗传（电子版）"杂志，2014年组建妇产科数字医学实验室，2016年中国医院影响力南方医科大学南方医院妇科专业排名第九 5. 2015年牵头开展"中国宫颈癌临床诊疗大数据调查"，合作医院70家
专业特长	1. 宫颈癌等妇科恶性肿瘤的微创治疗 2. 子宫肌瘤、子宫腺肌病的微创治疗 3. 复杂疑难女性腹盆腔包块的诊断及综合治疗 4. 在国内率先开展妇产科介入治疗、宫颈癌保留神经和保留生育术式 5. 在国际上率先开展各种妇科疑难手术的数字化导航

姚书忠

姓　名	姚书忠	职　称	主任医师
科　室	妇产科	现任职务	妇产科副主任、妇科主任
工作单位	中山大学附属第一医院		
出门诊时间	周一全天		
参加的学术组织及任职	中华医学会妇产科分会妇科内窥镜学组副组长 中国医师学会内镜医师分会妇科内镜医师专业委员会副主任委员 中国研究型医院学会妇产科分会副主任委员 中华医学会妇科肿瘤学分会委员 广东省医师学会妇科内镜医师分会主任委员 广东省健康管理学会妇产科专业委员会主任委员 广东省医学会妇产科分会副主任委员 广东省医师协会妇产科分会主任委员 广东省医学会妇科内窥镜学组组长 《中国妇科与产科杂志》常务编委 《中国微创外科杂志》编委 《实用妇产科杂志》编委 《腹腔镜外科杂志》编委 《现代妇产科进展杂志》编委 《中国妇产科临床杂志》编委		
学术成就	主持国家自然科学基金、广东省科委重点攻关基金、广东省自然科学基金、广州市科技计划项目等各级科研项目。共发表学术论文和专题讲座文章200多篇，发明姚氏举宫器，获国家实用性专利。其负责的"腹腔镜在妇科疾病诊治中的应用"研究课题，获得广东省科技进步二等奖		
专业特长	专注于妇科内镜手术治疗良、恶性妇科肿瘤，特别是对子宫恶性肿瘤及深部浸润型子宫内膜异位症的腹腔镜手术治疗有独特的经验，可开展腹腔镜下广泛子宫切除、盆腔及腹主动脉旁淋巴结清扫、肠道子宫内膜异位症切除及肠管吻合、泌尿系子宫内膜异位症病灶切除、输尿管端端吻合、输尿管膀胱种植等复杂手术。是国内率先开展腹腔镜子宫峡部环扎术治疗宫颈功能不全的专家之一		

（二）海南省

黄元华

姓　名	黄元华	职　称	教授
科　室	妇产科学	现任职务	海南医学院副院长
工作单位	海南医学院		
出门诊时间	周一、周五下午		
参加的学术组织及任职	中华医学会生殖医学分会委员 中华医学会计划生育分会委员 中国动物学会生殖生物学分会理事 海南医学会生殖医学专业委员会主任委员 妇产科专业委员会副主任委员 计划生育专业委员会副主任委员 海南免疫学会生殖免疫专业委员会主任委员		
学术成就	作为国内辅助生殖技术的开创者之一，1996年成功取得体外受精胚胎移植临床应用成功。此后先后完成各种技术攻关，至2001年基本建立了海南省完善的辅助生殖技术体系。2005年建立了海南省首株胚胎干细胞，成为国内少有的建立胚胎干细胞的机构，此后对胚胎干细胞的维持和方法改进进行了大量的工作，建立了囊胚机械分割与胚胎干细胞建系、胚胎干细胞的鼠胚胎成纤维细胞与人包皮成纤维细胞混合培养体系和无饲养细胞培养体系。经过研究与技术开发，2012年通过 array – CGH 技术的着床前遗传学诊断技术在临床上成功开展 承担并完成科技部973课题《β 地中海贫血患者与正常人胚胎干细胞（ES）库建立及相关比较性研究》的子课题研究。通过患者尿原细胞，应用基因重编程技术，成功地建立了多株特定患者、具有 β 地中海贫血基因的诱导多能干细胞株（iPS），使学校在该技术领域进入国内先进行列。所领导的团队获得了科技部国际合作重大项目——《海南重大疾病地中海贫血的干细胞治疗合作研究》的大额资金资助。获得国家自然科学基金多次资助，对环孢素在生殖医学领域的应用进行了系统研究，在复发性流产、胚胎反复着床失败等临床难点问题的基础研究和临床应用取得了较为满意的进展 发表论文70余篇，其中多篇为 SCI 收录；主编或参编教材、专著10部。获海南省科技进步奖一等奖1项，二等奖2项，三等奖3项		
专业特长	不孕症与辅助生殖技术、妇科内分泌		

五、西南地区

(一)重庆市

梁志清

姓 名	梁志清	职 称	教授、主任医师
科 室	妇产科	现任职务	科主任
工作单位	第三军医大学西南医院		
出门诊时间	周一、周四上午,周二下午		
参加的学术组织及任职	中华医学会妇产科分会常务委员 中华医学会妇科肿瘤学分会常务委员 中华医学会妇科内镜学组委员 中国－亚太妇科肿瘤微创治疗协会副理事长 中国人民解放军妇产科学会主任委员 中国医师协会重庆市妇产科分会会长 中华医学会重庆妇产科学会副主任委员 《中国实用妇科与产科》《实用妇产科杂志》杂志常务编委 《中华妇产科杂志》《中国临床妇科杂志》《中华妇幼卫生临床杂志》 《第三军医大学学报》等杂志编委		
学术成就	多次出席国际会议并专题发言,SCI 杂志发表文章50余篇,2010年获军队医疗成果一等奖1项(排名第一),2013年获得中华医学科技一等奖1项(排名第一),发表 SCI 论文50余篇,主编专著3部,参编专著7部		
专业特长	长期致力于妇科肿瘤微创治疗及发病的分子机制及应用研究,以及胎儿结构异常的宫内及围生期手术治疗研究,创建了基于"间隙解剖法"腹腔镜下系列精准手术操作技术体系,率先在国内开展了腹腔镜下子宫颈及体癌的根治性子宫切除术和盆、腹腔淋巴结切除术。完成了国内首例 EXIT 手术和双胎输血综合征的宫内激光凝固并获得成功		

(二)四川省

石 钢

姓 名	石钢	职 称	教授、主任医师
科 室	妇科	现任职务	卫生部四级妇科内镜手术培训基地主任、妇科副主任
工作单位	四川大学华西第二医院		
出门诊时间	周二、周三下午		
参加的学术组织及任职	中华医学会妇产科专业委员会委员 中国医师协会妇产科专业委员会委员 中国妇幼保健协会微创专业委员会委员 中华妇产科分会妇科内镜学组委员 中华医学会四川省妇产科专业委员会主任委员 四川省肿瘤学会理事 四川省抗癌协会第二届妇科肿瘤专委会副主任委员 四川省妇产科分会腔镜学组组长 成都妇产科专业委员会主任委员 《实用妇产科杂志》常务编委 《国际妇产科学》《现代妇产科进展》《肿瘤预防与治疗》编委		
学术成就	四川省突出贡献专家,四川省卫生厅学术带头人。30多年一直在妇科临床、科研和教学的第一线工作,多次参加国际学术交流并做专题演讲。在国内外专业杂志上发表学术论文60余篇,其中在 SCI 的 C级期刊发表论文10余篇。主编及参与编写专业书籍9本。主持并参加省级和国家自然科学基金的科研工作多项。培养硕士研究生30余名		
专业特长	擅长妇科疑难疾病、肿瘤的诊断治疗;对妇科各种手术操作娴熟、技术精湛,尤其擅长妇科微创手术治疗妇科各类良恶性疾病,是四川省妇科微创手术的领军人物。30多年来已实施了几万例手术,积累了丰富的临床经验,深得患者的好评		

黄 薇

姓 名	黄 薇	职 称	教授、主任医师
科 室	生殖中心	现任职务	生殖中心主任
工作单位	四川大学华西第二医院		
出门诊时间	周一、周二、周四、周五上午		
参加的学术组织及任职	中华医学会计划生育分会委员 四川省计划生育专委会主任委员 成都医学会生殖内分泌专科分会主任委员		
学术成就	从事妇科内分泌、计划生育专业、生殖医学20余年		
专业特长	擅长多囊卵巢综合征、子宫内膜异位症及女性不孕不育的诊治		

（三）贵州省

孙　袁

姓　名	孙　袁	职　称	硕士研究生导师、主任医师
科　室	院办公室	现任职务	业务副院长
工作单位	贵阳市妇幼保健院		
出门诊时间	周三上午、周四下午		
参加的学术组织及任职	全国围产医学会第六、第七、第八届委员 中国优生科学协会第六届常务理事 中国医师协会妇产科分会委员 中国妇幼保健协会第一、第二届委员 中国医师协会妇产科医师分会胎儿医学专业委员会第一届委员 中国妇幼保健协会妇科内分泌专业委员会委员 中华医学会贵州省围产医学分会主任委员 中华医学会贵州省分会理事 中华医学会贵州省妇产科分会常务理事 中华医学会贵阳市妇产科分会主任委员 《中华妇幼保健杂志》编委 贵州省政府医改咨询委员会专家 贵州省政府计划生育委员会专家		
学术成就	1979年毕业于华中科技大学附属同济医科大学，1995年08月至今任贵阳市妇幼保健院副院长，从事妇产科及妇幼保健工作30余年。2003年赴澳大利亚学习妇幼医院管理，2008年赴马来西亚学习公共卫生体系建设。多次参加国家级项目多省督导、督导方案及县级产科抢救中心建设标准的制定，近5年，承担省级课题2项、市级课题3项，在国家核心及省级期刊发表论文多篇，多次被授予"贵阳市学术学科带头人"称号，多次获得贵阳市科技进步奖		
专业特长	1.从事妇产科临床工作30余年 2.从事妇幼卫生管理及专业工作近20年 3.曾为国家卫生部降消项目专家组成员 4.曾赴澳大利亚学习妇幼卫生管理 5.有丰富的妇产科临床经验，特别是妇幼卫生管理、妇产科危重症、妇产科内分泌不孕症诊治方面有较深的造诣 6.2015年获国家卫计委"最美妇幼天使"称号 7.2017年获林巧稚杯妇产科好医生荣誉称号		

（四）云南省

徐 琳

姓 名	徐 琳	职 称	教授
科 室	妇科	现任职务	科副主任
工作单位	昆明医科大学第一附属医院		
出门诊时间	每周三全天及周四上午		
参加的学术组织及任职	中国医师协会妇产科分会常务委员 中国医药教育管理协会妇科分会常务委员 中国医疗保健国际交流促进会腔镜内镜妇产专业委员会常务委员 中国中西医结合学会妇产科专业委员会常务委员 世界华人医生协会会员 中国中西医结合学会云南省妇产科专业委员会主任委员 云南女医师协会妇科分会主任委员 中华医学会云南省妇产科分会常务委员兼秘书 中华医学会云南省妇科肿瘤分会副主任委员 中国医师协会云南省计划生育分会副主任委员 中国医师协会云南省妇科分会副主任委员 中国中西医结合学会云南省中医妇科专业委员会副主任委员 中华医学会云南省老年病分会委员		
学术成就	近5年共撰写并在公开出版物上发表论文20多篇，其中4篇被 SCI 收录。先后参加过"十五"国家科技攻关项目、国家科技攻关"西部开发"重大项目、国家自然科学基金项目等的研究,研究成果多次获云南省科技进步奖		
专业特长	主要擅长各种妇科疾病的中西医结合诊治,特别是妇科宫、腹腔镜微创手术的操作、中西医结合治疗各种妇科疑难杂症		

六、西北地区

（一）陕西省

薛　翔

姓　名	薛　翔	职　称	主任医师
科　室	妇产科	现任职务	妇产科及学系主任
工作单位	西安交通大学第二附属医院		
出门诊时间	周一下午、周三上午		
参加的学术组织及任职	中华医学会妇产科学会委员 中华医学会妇产科学会妇科腔镜学会委员 中国医师协会妇产科委员会常务委员 中国医师协会妇产科学会微创分会宫腔镜学组副组长 中华医学会陕西省妇产科分会副主任委员 中华医学会陕西省腔镜外科学会副主任委员 卫生部妇科腔镜专家委员会委员 中国优生科学协会生殖道疾病临床诊治分会副主任委员 卫生部妇科内镜考评委员会专家组成员及推广委员会副主任委员 中国妇幼协会微创分会宫腔镜学组副组长 卫生部第一批妇科腔镜4级手术培训基地主任 陕西省妇科临床研究中心主任 美国妇科腔镜委员会委员 《欧洲宫腔镜通讯》科学委员会委员 美国《微创妇科杂志(中文版)》常务编委 《实用妇产科杂志》编委 《中国计划生育和妇产科》杂志编委会委员		
学术成就	率先在西北地区开展妇科宫腔镜和腹腔镜手术,而且帮助西北地区许多大中型医院培训了妇科腔镜医生,至今妇科腔镜及妇科相关疾病手术上万例,在全国具有一定的影响。有着丰富的妇科肿瘤、生殖及其他妇科疾病及妇科腔镜手术的临床经验。尤其在腹腔镜下宫颈癌广泛性子宫切除及盆腔淋巴清扫术、腹腔镜下子宫内膜癌的治疗、腹腔镜下全子宫切除术、腹腔镜下子宫肌瘤剥除术、内膜异位症病灶剥除、盆底重建、腹腔镜下不孕症的治疗等手术。宫腔镜下子宫内膜疾病的处理,子宫肌瘤、中膈和宫腔粘连等的切除术,宫腔镜下不孕症治疗有着丰富的临床经验。在子宫内膜的相关基础研究和临床基础研究方面做了相关研究工作,并发表了许多文章		
专业特长	妇科肿瘤、妇科腔镜及相关子宫内膜的临床基础研究		

(二)青海省

张建青

姓 名	张建青	职 称	教授、主任医师
科 室	妇产科	现任职务	主任
工作单位	青海红十字医院		
出门诊时间	每周一、周三下午		
参加的学术组织及任职	中华医学会妇产科分会常务委员 中国医师协会妇产科分会常务委员 中国民族医药学会回医药分会副会长 青海省回医药研究会会长 青海省医学会妇产科分会名誉主任委员 青海省医学会医师学分会主任委员		
学术成就	作为青海省妇产科学科带头人、青海省名医、青海省妇产科首席专家,带领本省妇产科同仁,努力降低高原地区孕产妇病死率,并使本院妇产科发展为500张的规模,手术和临床可紧跟国内学术前沿,尤其在高原妇产科领域居国内领先地位		
专业特长	1.妇科肿瘤 2.妇科内分泌、老年妇科疾病 3.产科手术、产科危重症治疗 4.妇产科疾病的中回医药治疗		

七、东北地区

(一)黑龙江省

卢美松

姓　名	卢美松	职　称	教授、主任医师
科　室	生殖医学	现任职务	妇产科教研室主任、生殖医学科主任、妇科腔镜中心主任
工作单位	哈尔滨医科大学附属第一医院		
出门诊时间	周一上午		
参加的学术组织及任职	中华医学会妇产科分会委员 中华医学会生殖医学分会委员 中华医学会妇科内镜学组委员 世界华人妇产科医师协会常务委员 中国医师协会妇产科医师分会常务委员 中国医师协会生殖医学专业委员会常务委员 中国医师协会内镜医师分会常务委员 中国医师协会妇产科医师分会子宫内膜异位症专业委员会委员 中国医师协会妇产科医师分会肿瘤专业委员会委员 国家卫计委内镜与微创医师妇科内镜微创技术推广专家委员会副主任委员 卫生部内镜与微创医学培训基地主任 妇幼健康研究会生殖内分泌专业委员会常务委员 黑龙江省医师协会第三届理事会常务理事 黑龙江省医师协会妇科腔镜专业委员会主任委员 黑龙江省女医师协会生殖医学专业委员会主任委员 黑龙江住院医师规范化培训妇产科专业主任委员 《中国计划生育和妇产科》杂志第四届编辑委员会副主编 "The journal of minimally invasive gynecology chinese edition"、《中国实用妇科与产科杂志》等杂志常务编委 "Human Reproduction Update"Chinese Edition Editorial Board Member 《中华生殖与避孕杂志》第一届通讯编委会编委		
学术成就	近5年出版论著2部,发表核心期刊论文81篇,其中SCI论文7篇 完成国家自然科学基金1项,省自然科学基金重点项目1项 获中华人民共和国教育部科学技术进步奖二等奖1项,获黑龙江省		

续表

学术成就	医药卫生科学技术一等奖1项,获省高校科技进步奖二等奖1项,省卫计委医疗新技术二等奖1项,省高教学会优秀高等教育研究成果三等奖1项 在研国家自然科学基金面上项目1项,省部级课题2项、地厅级课题3项,其中教育厅教学课题3项
专业特长	卢美松治学严谨、医德高尚,是国内著名的妇产科专家,是康基郎景和院士专家工作站驻站专家,是中国妇科内镜技术领军人物之一,多次参与卫生部妇科内镜技术行业标准的制定、国家内镜培训基地教材的编写、全国妇科腔镜技术培训基地资质评定工作。作为黑龙江省妇产科的学科带头人,为省内及周边地区100多家医疗机构妇科内镜技术的开展、普及奠定了基础,并培养输送了大量的妇科内镜人才,为我省的妇科微创技术发展做出了重大贡献。作为黑龙江省辅助生殖医学的带头人,通过宏观监管推动了辅助生殖技术的规范化、健康发展,使我省的生殖医学学科水平跻身于国内先进行列,并得到长足发展

（二）辽宁省

王丹波

姓　名	王丹波	职　称	二级教授
科　室	妇科	现任职务	所长、副院长、妇科教研室主任
工作单位	辽宁省肿瘤研究所、辽宁省肿瘤医院		
出门诊时间	周一上午		
参加的学术组织及任职	中华医学会妇科肿瘤学分会委员 中国抗癌协会妇科肿瘤委员会常务委员 中国研究型医院学会妇产科学专业委员会常务委员 中国医师协会妇产科分会委员 中国医师协会内镜医师分会委员 中国医师协会妇产科分会妇科肿瘤专委会委员 中国医师协会妇产科分会子宫内膜异位症专委会委员 中国临床肿瘤学会妇科肿瘤专委会委员 辽宁省医学会第七届理事会理事 辽宁省医学会妇科肿瘤学分会主任委员 辽宁省肿瘤规范化诊疗质量控制中心执行主任 辽宁省癌痛规范化治疗专家组组长 辽宁省医学会妇产科分会副主任委员 沈阳医学会妇产科分会主任委员 《中国实用妇科与产科杂志》副主编		
学术成就	享受国务院政府特殊津贴；国家卫生计划生育委员会突出贡献中青年专家；沈阳市第三届创新型领军人才；沈阳市第七届优秀专家；辽宁省优秀科技工作者；辽宁省百千万人才工程之百层次人才。以第一负责人获得辽宁省科技进步奖二等奖1项、三等奖1项；辽宁医学科技奖二等奖1项；沈阳市科技进步奖一等奖1项、二等奖1项。承担国家自然科学基金4项、国家重点研发计划子课题1项、其他省部级课题6项。发表论文100余篇，其中SCI论文25篇		
专业特长	以妇科疾病诊治为专业方向，在妇科恶性肿瘤及子宫内膜异位症诊治方面具有专业特长，在开腹、腹腔镜手术技术娴熟掌握基础上，尤其在阴式手术方面具有技术优势，达国内领先水平		

张淑兰

姓 名	张淑兰	职 称	二级教授
科 室	妇产科	现任职务	第二妇科病房主任
工作单位	中国医科大学盛京医院		
出门诊时间	周二全天、周四上午		
参加的学术组织及任职	中国医师协会妇产科分会副会长 中华医学会妇产科分会常务委员 中华医学会妇产科分会绝经学组副组长 中国优生科学协会第一届阴道镜和宫颈病变病理学分会及生殖道疾病诊治分会副主任委员 辽宁省医师协会妇产科医师分会首届会长 《中国实用妇科与产科杂志》主编		
学术成就	国务院特殊津贴获得者,卫生部有突出贡献中青年专家,辽宁省优秀专家		
专业特长	主要研究方向为妇科恶性肿瘤的基础与临床研究		